恐慌來襲怎麼辦？

——心臟狂跳、冷汗直流、呼吸困難，我是不是快死了？身心科醫師X心理師，理解恐慌症的第一本書

劉貞柏、黃淑萍／著

目次

第二章 破解身心科的迷思

第三章 恐慌發作自救方法

第四章　心理治療案例故事

作者序

曾經身陷恐慌，更懂你的痛苦不安

劉貞柏

從二十年前大學畢業旅行的回程開始，我搭飛機會緊張焦慮、心悸手抖冒冷汗。長期以來不以為意，畢竟久久才出國旅行一次，搭機忍耐就好。後來離開服務近十年的公務醫療體系，回鄉開設診所，主治失眠、淺眠、多夢。親友不時關心經營壓力，我總笑回：「誰工作壓力不大呢？謝謝關心，我覺得目前還好，撐得住。」直到疫情前某次突發強烈心悸、胸悶、快要支撐不住倒下的感覺。門診暫停，我被送上擔架，救護車一路開啟蜂鳴器，極快送達急診室。

「你只是壓力太大，檢查結果一切正常。」醫師老友在急診室看著檢驗報告這麼對我說。接下來一週之內，我聯絡更多台大、長庚等醫學中心的醫師老友，進階的、自費的、能做的、想得到的各種檢查都做了。結果一切正常，各項數值標準得不得了。「你應該是長期壓力緊繃造成焦慮緊張合併恐慌症，累積之後造成上次恐慌發作。」身心科醫師朋友這麼告訴我。

「是嗎？真的是這樣嗎？我熟悉的恐慌症，我怎麼會不知道呢？你確定嗎？」接下來數年，這問題反覆出現在腦海中。以專業從業人員而言，這是屬於感性層面的不理智。但以感同身受的角度來說，這正是恐慌症患者的內心話：我身體真的壞掉了嗎？我真的得了恐慌症嗎？

恐慌症、自律神經失調、焦慮症、憂鬱症，這些名詞到底跟我的症狀有什麼關連？我要怎麼改善？我自己就是專業人員，我要找誰求助？我有那麼嚴重嗎？而當我回顧過去，居然發現：我早就因為搭飛機不舒服，生活型態已大大改變。醫學中心的醫師老友們，穿梭世界各地醫學會議，做研究、上台報告、獲取別國醫學經驗、爭取合作、每兩三個月搭機學術交流，寒暑假更是安排多天長假，全家大小到歐美自駕登山旅遊。而我呢？因為怕坐飛機，哪裡都沒去。「我對這些沒興趣所以沒去，不是我不願意去。這些對我生活沒影響。」卻同時不得不承認：光是對抗搭機焦慮緊張跟下機後的精神疲勞，就可能無法集中精神開會報告，更無法保持悠哉心情登山宿營的。恐慌發作最嚴重時，甚至無法平靜端坐在餐廳裡享用美食。

如同我第一本書《失眠關鍵50問》裡提到的：未失眠的人，是不了解失眠患者的痛苦的。未曾恐慌發作的人，同樣是不了解恐慌的。相對於慢性長期的失眠，恐慌發作是來得極快的強烈不安，更易讓人手足無措。患者每每被急診室「退貨」，生活逐漸退縮內耗，充滿挫折感跟喪失自信。本次在遠流出版社的邀請下，彙整恐慌症及恐慌發作的各項資訊，目標幫助「不知該如何求助」以及「還沒準備好踏進門診接受協助」的患者們。本書對恐慌症乃至於身心科常見焦慮症、憂鬱症等概念介紹，除了醫學專業知識，多從醫病對話溝通的角度出發，希望提供不同視野，讓讀者對恐慌症有更全面的認識。

我第三本書《睡覺也需要練習》安排藥物以外的助眠練習，從生活中逐一改善。同樣概念，在本書第三章也列出改善恐慌焦慮的日常練習，讓讀者可以照表操課，做就醫前的初階練習。然而，在門診常不夠有時間替患者量身訂做每個步驟，於是邀請院內心理師團隊擔任執行長的黃淑萍心理師，拆解改善恐慌的每一個細節，將步驟一一列出。

恐慌症的遠因，除了大腦及自律神經因素，也常與深層內在及原生家庭相關。在本書的第四章，由本書共同作者黃心理師改寫典型案例，重現心理會談場景。從初期的恐慌症脈絡的理解與改善，到中長期內在身心靈的透徹與涵容。讓患者的改善不只停留在減少症狀發生，而是心靈層次得到昇華，這是本次身心科醫師與心理諮商師合作本書的主要目標。

微觀來說，搭飛機有起飛、有降落，過程也許偶有亂流、恐慌不安。巨觀來說，我們人生旅途也是搭著地球這巨大太空船，繞著銀河系航行。希望透過本書，能讓讀者們在微觀裡改善恐慌症狀，平靜心靈。在巨觀宇宙翱翔時，獲得些許溫暖光明的陪伴，找回自己。

作者序

透過心理治療，解開恐慌病人內在焦慮的糾結

黃淑萍

當恐慌來襲，強烈的身心症狀席捲而來，讓人彷彿徘徊在生死邊緣，無助而孤立無援。劇烈的心悸、窒息感、頭暈、四肢發麻，讓人驚恐萬分，卻又難以啟齒。或許周遭的人無法理解甚至是輕描淡寫地認為這「只是情緒問題」，於是許多恐慌患者選擇默默承受，在沉默中掙扎，在恐懼裡孤軍奮戰。

無論你是否正在與恐慌症抗衡，或已經踏上治療之路、症狀有所緩解，卻依然渴望擺脫它的陰影；又或是擔心親友飽受恐慌之苦，希望找到幫助他們的方法——這本書將為你提供全面的解答，從生理到心理層層剖析恐慌症的真相，帶領你理解這場突如其來、席捲身心的風暴：

第一章：以醫學角度解析恐慌症的症狀，讓你明白這不只是單純的情緒波動，而是一場身心交織的掙扎。

第二章：探討藥物治療的必要性，針對身心科的種種迷思提供解答——藥物需要吃多久？會不會讓人更疲累？許多人害怕踏入身心科，擔心被貼上「精神異常」的標籤，甚至恐懼藥物越吃越重、無法擺脫。然而，這些擔憂往往源於誤解與未知的恐懼，而非事實。

第三章：著重於自助實用技巧，幫助恐慌症患者在恐慌發作時找到支撐點，同時也提供給家屬具體的陪伴方式，讓他們知道如何真正支持與理解恐慌患者。

第四章：將視角轉向心理層面——對恐慌症患者而言，最折磨的不只是發作當下的驚恐，而是那種「沒有一天是真正痊癒」的無力感。他們被迫一次次迎接突如其來的恐慌，日復一日，生活色彩逐漸褪去，曾經的從容自信，如今變得遙不可及，彷彿被困在無形的牢籠裡，連呼吸都變得沉重。

恐慌發作，不僅是一場身體戰役，更是與內心深處的拉扯。從心理健康的角度來看，恐慌症的深層根源往往源於內在焦慮的糾結。本書第四章收錄了各種不同的案例，從理想信念的崩塌、中年危機、全職媽媽的挑戰，到婆媳衝突，以及在犧牲討好與渴望認同之間掙扎的心境，這些心理意象提醒我們，恐慌的根源不僅僅是突發的生理反應，而是內心深處的焦慮積累——而這份內在焦慮來自於對人生困境的無力，明知道前路艱難，卻仍不願放棄，而在一次次的掙扎中，迷失了人生方向，找不到能安頓自己的出口；有些人努力在滿足他人期待與照顧自己之間取得平衡，卻因無法權衡兩者而陷入焦慮不安，最終失去重心，深陷恐懼的漩渦。

透過這些案例，你或許能聽見他們的心聲，感受到他們的脆弱與堅持，甚至在某些片段裡，看見與自己相似的影子，這不只是他們的故事，或許也是你的故事。願這些心境，能為你帶來一絲理解與陪伴，讓你在共鳴中找到力量，又或許正是這份共鳴，能讓你鼓起勇氣踏上心理治療的道路，尋回內心真正的自由。

心理治療的目的，從來不只是減輕症狀，而是幫助人們活得更踏實，內在更加完整。恐慌，就像心靈「發燒」了，而當退燒之後，最重要的便是強健身心，學會迎接挫折，讓自己更有力量地走下去。

每個人都渴望在心靈的世界裡找到平靜、安穩與自在，然而，生命的起伏與挑戰往往讓我們迷失方向，讓我們感到孤立無援，但無論你正走在人生的哪個階段，心理治療能為你撐起一片天空。你不必獨自承受焦慮，因為在這條路上，總有人願意陪伴你、理解你，讓你感受到——無論多困難，你並不孤單。

這本書，正是為了仍在黑暗中掙扎的你，點亮一道理解與陪伴的微光，讓你知道在這場與恐慌的戰爭中，始終有一條通往希望的路。

第一章

恐慌症是什麼

恐慌症究竟是生理的問題，
還是心理出了狀況？有什麼症狀、
為什麼會發作、又有哪些治療方式？

01

恐慌症是什麼

恐慌症究竟是生理的問題，還是心理出了狀況？有什麼症狀、為什麼會發作、又有哪些治療方式？

恐慌症（Panic Disorder）是一種焦慮症急性表現，主要特徵是患者會突然經歷強烈的恐懼感，並伴隨著多種生理症狀。這些症狀通常包括心跳加速、呼吸困難、頭暈、出汗、胸痛和顫抖等，有各式各樣不同的現象。第一次恐慌發作對於患者來說，往往是極其陌生又驚嚇的經歷。由於這些症狀與心臟病發作相似，許多患者會誤認為自己正經歷重大生理問題，因而緊急就醫，甚至三更半夜叫救護車送到急診。

當恐慌來襲：突如其來的恐懼與全身反應

在急診室，醫生會優先排除病患是否有其他潛在的嚴重健康問題（如心臟病、呼吸道疾病等），若一切檢查都正常，排除重大器官生理疾病後，最終確認這些症狀是由恐慌症引起的。

在經歷第一次恐慌發作後，患者常會擔心再次發作，這種擔心可能會轉變為慢性的焦慮，進一步增加恐慌症的頻率和嚴重性，影響工作跟生活。這種情況下，患者往往會陷入「恐慌恐懼」（fear of fear）的循環，擔心自己會在不合適的情況下再度發作，例如在馬路上或工作會議中，因此經常感到無助或是感到難堪。

根據《精神疾病診斷與統計手冊》（DSM-5）的定義，恐慌症的診斷標準包括經歷反覆的突發性恐慌發作，並在發作之後至少一個月內持續處於焦慮狀態或擔心下一次發作。此外，恐慌症還會引發一系列的行為改變，例如避免某些情境或活動，以避免潛在的再次發作。行為活動的改變，甚至演變成足不出戶或希望身邊隨時有人陪伴，內心變得挫折不安，沒有自信。

恐慌症的症狀：從心悸、呼吸困難到失現實感的多樣化表現

恐慌症發作的症狀範圍廣泛，涉及心理和生理兩個層面。許多人會說他們有快要死掉的感覺，而一般人可能難以想像為什麼恐慌症會感覺快要死掉。下列各種常見恐慌症症狀，在發作的高峰，會觸發大腦深層的警示，認為自己會因無法繼續壓抑忍耐症狀，而導致身體機能或精神上的崩潰，產生瀕臨死亡的恐懼，像是：心臟跳得很快，害怕心臟跳到心律不整，進而心臟痲痺，心肌梗塞，導致暴斃；胸悶呼吸不到空氣，會害怕深呼吸也沒用，胸口越來越重，喉嚨緊縮，呼吸越淺越快依舊覺得大腦越來越缺氧，覺得不逃離現場求救的話，就會窒息而亡。

以下是常見的恐慌症症狀：

- 心跳加速或心悸：感覺到心臟跳動異常快速，這是最常見的恐慌症生理表現之一。
- 呼吸急促或困難：許多患者會感到窒息或無法深呼吸，通常伴隨著恐慌發作出現。
- 頭暈或昏厥感：患者可能會感到頭暈目眩，甚至擔心自己會昏倒。
- 胸痛或不適感：這種症狀常常讓患者誤以為自己正在經歷心臟病發作。

- 出汗與顫抖：在恐慌發作期間，患者可能會突然開始大量出汗，並且身體顫抖不止。
- 胃部不適或噁心感：一些患者會感到胃部不適，甚至有噁心感。
- 失現實感（Derealization）或人格解離感（Depersonalization）：在極度恐慌時，患者可能會感覺自己像是在旁觀自己的身體，這讓他們感到異常不真實和脫節。

這些症狀可能會在幾分鐘內突然出現，有時毫無預警，並在十至二十分鐘內達到高峰。通常，整個恐慌發作會持續約三十分鐘，但症狀消退後，患者的心理壓力往往會持續數小時甚至數天，長達數月或數年的也時有所聞。

恐慌症的成因：遺傳、神經傳導物質與環境壓力的交織

目前研究顯示，恐慌症的成因可能涉及遺傳、環境和生理等多重因素。以下是幾個主要成因：

- 遺傳因素：恐慌症具有家族遺傳傾向。研究顯示，如果有近親患有恐慌症，其他家庭成員罹患該病的風險也會增加。

◆ 神經傳導物質：恐慌症與腦內的神經傳導物質失衡有關，例如血清素（Serotonin）、正腎上腺素（Norepinephrine）及γ-胺基丁酸（GABA）等。這些化學物質負責調節情緒與壓力反應，其失衡可能會導致焦慮和恐慌。

◆ 創傷經歷：恐慌症也常與過去的創傷經歷、壓力事件（如失業、重大生活變遷）有關。這些情緒壓力可能引發恐慌症發作。

◆ 生活方式與個人性格：吸菸、酗酒、過度飲用咖啡等習慣可能增加恐慌症的風險。此外，具有完美主義傾向或對自我要求過高的人也更容易出現恐慌症狀。

根據美國國家精神衛生研究院（NIMH）的統計，大約2.7％的美國成年人在過去一年內曾經歷恐慌症。女性患者的比例高於男性，約為3.8％，而男性的比例為1.6％。一生中，約4.7％的美國成年人會罹患恐慌症。另外，青少年群體中，恐慌症的發病率為2.3％，女性青少年的患病風險也較男性略高。然而實際的狀況可能更普遍，只不過經歷恐慌症的人本身並不知道而已。

恐慌症的全球流行病學數據也顯示，恐慌症的盛行率在不同文化和地區之間存在差異。高收入國家（如美國、歐洲國家）的恐慌症患病率較高，而一些低收入和中等收入國家的數據相對較低。

恐慌症的治療：心理與藥物治療、改變生活方式

心理治療是恐慌症的首選治療之一。認知行為治療（Cognitive Behavioral Therapy, CBT）被廣泛認為是最有效的心理治療方式之一，能夠幫助患者識別和挑戰與恐慌發作相關的負面想法，並學習控制這些想法。CBT 中的暴露療法（Exposure Therapy）也被用來幫助患者逐步面對恐慌觸發的情境，減少對這些情境的恐懼感。

藥物治療通常作為輔助治療。常見的藥物包括：

- 選擇性血清素再回收抑制劑（SSRIs）：這類藥物可幫助調節大腦中的血清素濃度，減少焦慮和恐慌發作的頻率。以分類上來說，這類藥物屬於抗憂鬱劑。
- 苯二氮平類藥物（Benzodiazepines）：這類藥物具有快速鎮靜效果，能達到適當放鬆。這類藥物屬於管制藥，須經醫師處方謹慎使用。

此外，生活方式的調整（如戒菸、減少咖啡因攝取、適當運動）以及壓力管理（如正念冥想、呼吸訓練）也是重要的輔助治療措施。

大多數恐慌症患者在接受適當的治療後，症狀可以顯著改善。然而，部分患者可能會反覆經歷發作，並伴隨其他心理問題，如憂鬱症或廣泛性焦慮症（GAD）。因此，對於這類患者來說，治療的重點不僅在於控制恐慌發作，還需要處理伴隨的情緒和心理問題。另外一大部分是排斥就醫的人，或者不知道自己的症狀可以藉由治療改善的人。

此外，恐慌症患者常常會因為害怕發作而開始避免某些場所或活動，這可能會導致廣場恐懼症（Agoraphobia），內在心理主要是因為感到無助與害怕。因此，早期的介入與治療非常關鍵，避免恐慌症進一步對患者的生活產生負面影響。

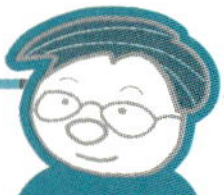

身心科醫師的叮嚀

恐慌症是什麼感覺？

恐慌症是一種焦慮性障礙，其特徵是反覆發生突然的、強烈的恐懼或不安，伴隨著多種生理症狀，往往讓患者誤以為自己正經歷心臟病發作。恐慌症的急性症狀會在短時間內達到高峰，對患者的心理和生理健康都帶來強大的衝擊，尤其是在第一次發作時。

恐慌症的發作通常突然且無預警，可能在任何情況下發生，無論是在家裡、工作場所、甚至在安靜的環境中。這些症狀往往會持續10至30分鐘，但可能會持續數小時，隨後即使症狀緩解，患者的焦慮和恐懼情緒可能會持續數天。

02

恐慌症是心靈發燒了

恐慌症是一種病嗎？為什麼醫學檢查無法診斷恐慌症？其實它是情緒疾病的急性發作，就如心靈的發燒？

當身體生病時，我們會感冒，嚴重的感冒會引發免疫反應，體溫升高，讓整個身體處於緊繃和不舒適的狀態，發燒就像是身體正在對抗外來的細菌，而情緒也有類似的現象，情緒問題有時會自己好轉，但情緒問題變得嚴重，常常憂鬱和焦慮，情緒不再自己好轉了，那麼此時憂鬱症或焦慮症可以比喻成「心靈的感冒」，這時候可能需要醫生的介入，透過藥物或非藥物的方式治療；而激烈的「恐慌」發作就像「心靈的發燒」，當下極為痛苦，失去控制，身體和情緒到達了最激烈的狀態而無法忽視。

強烈的痛苦症狀，瀕死的感覺，卻檢查不出問題

當恐慌發作，除了出現強烈生理症狀，如心悸、胸悶、呼吸困難，甚至感覺快要暈倒，許多時候最痛苦的是那種即將死去的無助感，許多人因此掛急診，覺得自己必須馬上得到治療，檢查結果卻顯示一切正常；當下的恐慌無法用醫療科學儀器來檢視，這時候的恐慌症患者會因此感到困惑和無助，因為檢查報告結果是沒有問題的，但內心的恐慌卻真實得無法忽視。

大部分急診的檢查，像是抽血、心電圖、X光，只針對器官的結構檢查，並不包括機能或自律神經的活性，也無法檢測到當下的精神狀態——而這就是恐慌症的挑戰所在，雖然所有的醫療檢查結果顯示正常，但恐慌症患者仍感受到極大的恐懼和不適，這就是為什麼它被認定為一種病理狀態——恐慌症。

發作當下的無助感及孤立感

恐慌症的資訊在網路上很多，但最難理解的是它的「動態脈絡」。什麼是恐慌症的動態脈絡呢？恐慌症的發作指的是症狀最嚴重的高峰，瀕死求救的急迫感。非發作的時刻，通常患者也是在極度高張力緊繃的焦慮情緒中，只是透過壓抑或各種調適，勉強過生活。大部分恐慌症患者在平時是小心翼翼地避免發作高峰症狀，透過各種方式紓壓或轉移。因此我們可以說：一般人聽過恐慌症發作，卻無法了解全貌。而恐慌症的平日緊繃，雖然是患者日常小心翼翼，但通常也不足為外人道。

醫師角度能明瞭恐慌症的前因後果，知道恐慌症患者當下所處的是病程的哪個階段。而這種情況的分析，是動態的，是有跡可循的，是有脈絡的。好比一幅畫，人們通常只看到整幅畫的整體印象，動態脈絡可以分析畫家如何從底稿布局→編排修稿→上底色對比→光影明暗→色調鋪陳→修飾呈現的每個步驟；又好比一首曲子，人們可能只聽過這首曲子的其中一段，但動態脈絡可以分析這首曲子進行到哪個階段，下一段的演奏會如何呈現，樂章氣氛烘托與曲調疊加的層次。透過醫師理解動態脈絡，患者就感覺到被理解了，變得不那麼孤單，更有意願且有信心安排接下來的藥物與非藥物治療。

恐慌症患者的隱形痛苦：焦慮感與無人理解的孤單

從來沒有發生過恐慌的人很難想像恐慌的感覺，甚至會認為：「有那麼嚴重嗎？」這樣的反應是正常的，沒經歷過恐慌的人難以理解，但往往這些質疑聲音則讓正在恐慌發作的人感到更加挫折，因為覺得自己不被理解，也沒有機會被理解。

即使是恐慌發作的當下，發作的人自己也無法理解為什麼會發生這些症狀，就像人在發高燒時，無法當下告訴他：「你應該好好調養身體，平時注意養生，避免下次再感冒。」他們只能先專注該如何退燒、降溫，讓自己好受一點。因此，恐慌症患者恐慌發作時，專注點完全是在處理眼前的痛苦，無法進行任何深層次的認知，心理層面的分析更是無法進行的。

因此，心理層面的分析或深層的認知分析，是針對那些已經經歷過恐慌而又恢復過來的患者，幫助他們深入理解恐慌症狀的本質和動態過程。接下來會說明恐慌症的心悸表現，即能幫助恐慌症患者或患者家屬更了解恐慌的情況，將這些資訊分享給身邊的親朋好友，即使他們沒經歷過恐慌，也能開始有基本的理解，目的是讓更多人瞭解恐慌症狀，減少那些處於困境中的人感到的孤立感，這也是推廣基礎心理健康知識的意義所在。

恐慌症最常見的症狀

1 **心悸：**恐慌發作時，許多患者首先察覺的就是心悸，這也是最常見的恐慌症症狀。之所以特別關注心悸，是因為大眾對於心臟疾病的高度警覺，心肌梗塞、心律不整等問題經常讓人聯想到急救需求，如CPR或AED。因此，當恐慌症患者出現心悸時，往往會擔心自己是否正在發生嚴重的心臟問題，甚至誤以為自己即將心臟病發作。這種恐懼進一步加劇了焦慮，形成惡性循環。

有些患者會形容心跳強烈到能感受到胸口的震動，甚至傳遞至耳朵，如同耳鳴般的節奏感；有些則會因為心跳過快而感覺喉嚨緊縮，甚至影響吞嚥功能，擔心自己會被嗆到或無法呼吸，進一步加深恐慌感。

2 **呼吸困難與換氣過度：**恐慌發作時，許多患者開始有意識地控制呼吸，試圖調整呼吸的節奏與深度，以減少胸悶感。然而，過度關注呼吸反而可能讓呼吸變得更加困難，甚至導致肌肉疲勞、胸口緊繃，進一步強化恐慌感。一些患者會選擇開窗、外出走動，這些行為短暫轉移注意力，可能帶來部分緩解。然而，若恐慌持續，即使在就寢時也不斷關注呼吸，便可能陷入更深的焦慮。有些人因喉嚨緊縮影響進食，感覺吞嚥困難，擔心嗆咳，進而影響進食行為，甚至前往耳鼻喉科檢查卻未發現異常，最終被診斷為喉球症。

此外，在情緒激動或恐慌發作時，快速呼吸可能導致換氣過度，使體內二氧化碳排出過多，造成酸鹼值失衡，引發手腳發麻、頭暈等不適，形成身心惡性循環，讓恐慌症狀達到頂峰。

自律神經如何影響恐慌症？

心臟的跳動由心肌細胞與自律神經調節，其中交感神經負責讓心跳加快，副交感神經則讓心跳放慢。正常情況下，這些調節是自動運行的，但當自律神經失調時，身體可能過度啟動交感神經，使心跳加快，進而引發恐慌症狀。了解自律神經如何影響身體反應，能幫助患者更易於面對恐慌發作，減少因未知而產生的恐懼。在接下來的章節，我們將更深入探討自律神經的作用，幫助讀者理解並調節自身生理與心理狀態。

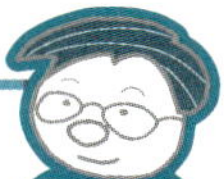

身心科醫師的叮嚀

心靈的發燒要怎麼治療？

我們可以將焦慮、憂鬱比作心靈的感冒，而恐慌發作就像是心靈的發燒，發燒時我們會服用退燒藥或採取其他方式降溫，需要一些更積極的方式來控制症狀。當恐慌發作時，人們無法用理性思考來平復情緒。好比發燒不能光靠溫開水，而需要一種即時且有效的方法來應對，若人們能提前認識自己身上的這些反應，也能減少來回周旋急診卻得不到答案的無助感。

03

恐慌症與自律神經

恐慌症就是一種害怕的感覺嗎？原來不是情緒的原因，而是自律神經出問題？自律神經是什麼？

恐慌症聽起來像是一種情緒上的害怕，但其實，它最初源自自律神經的反應，然後影響了全身的生理活動。「自律神經」跟恐慌症息息相關，是負責自動控制各個器官運作的神經系統。自律神經主要屬於周邊神經，因為它直接連接到我們的器官，並不屬於腦部的中樞神經。中樞神經是掌控整個神經系統的，而自律神經則專門負責各個器官的自動調節。

自律神經的角色：人體的自動調節系統

我們可以想像心臟有兩條神經分別控制它的快慢：交感神經和副交感神經。這兩條神經實際上像是長條的鏈子，交感神經讓心跳加速，而副交感神經則讓心跳減緩，這種鏈狀的神經結構，不僅在心臟存在，也延伸到肺臟、腸胃、膀胱等器官，由交感和副交感神經來調控它們的運作，讓身體各個部分能夠自動運行，這些神經系統共同組成了自律神經，這就是為什麼它能夠無須我們的意識參與，就能自動控制各種器官的功能。

交感神經、副交感神經和自律神經系統的關係是什麼呢？粗略地說：中樞神經是指腦部跟脊髓，是「構造上的分類」。自律神經是個自動運作的神經系統，不是指一、兩條單獨的神經，是「功能上的分類」。自律神經系統有負責指揮的高層單位，存在於中樞神經裡，例如腦部的下視丘區塊，同時，也有連接到基層的神經線路，直接連接到器官。整個自律神經系統的兩大主角，是交感神經跟副交感神經，交感副交感神經不是一條神經而已，而是通往許多器官的，構造上是個鏈狀結構。

所以，也可以說：中樞神經對自律神經系統發號施令，兩大主角交感跟副交感神經就會自動運作，例如中樞神經感到危機發生，下視丘啟動訊號之後，自律神經系統就開始自動運作，其中的主角——交感神經——其連接心臟的部分會讓心跳加速，藉此產生力量應對危機，如果這個危機是發生在吃飯時，副交感神經對腸胃消化的訊號就會減弱，集中力量轉來應對危機。

交感神經與副交感神經的運作原理

自律神經分為交感和副交感兩個主要系統，交感神經的「交」，是交響樂的「交」，是互相協調的意思，就像交響樂一樣，各種樂器協調配合，才能演奏出好的音樂：

◆ 交感神經（Sympathetic Nervous System）：在危險或壓力情境下啟動，使心跳加速、呼吸變快，讓身體進入「戰鬥或逃跑」的狀態。

交感神經在某些情況下會迅速啟動，尤其是在需要速度和力量的時候。比如我們在野外打獵時，突然看到獵物，身體就會準備好全力衝刺、獵捕，這時交感神經會促進各個器官的協同工作，尤其是那些能夠提供速度和力量的器官，這樣才能達成目標。

如果我們遇到的不是獵物，而是一隻熊，我們可能要跟牠打架，或者跑得比牠快才能逃命，這時候，交感神經也會迅速讓身體準備好。交感神經會讓心跳加速，將更多的血液輸送到全身，使肺部吸入更多氧氣，這些氧氣進入肌肉，產生更多的力量，這一切都要迅速進行。就像交響樂的指揮一樣，它指揮著各個器官在這種關鍵時刻發揮最強效的運作。

◆ 副交感神經（Parasympathetic Nervous System）：在放鬆時發揮作用，降低心跳、促進消化，使身體回到穩定狀態。

當需要休息時，除了減少交感神經的加速訊號之外，還會有另一組負責讓心跳變慢的訊號，這就是副交感神經的作用。副交感神經的作用就像給身體一個反向指令，讓心跳減慢。這兩者的搭配，就像是一組連接到各個器官的電線，無論是讓心跳加快，還是讓心跳減慢，都是一個自動化的過程。

所以，交感和副交感神經是協同運作的，這就是為什麼我們的心跳能根據情況自動調整，加速或減慢，這整個系統叫做自律神經系統。以心跳為例，交感神經負責加速，而副交感神經負責減慢，這個加快、減慢的節奏，會根據我們當下的需求來自動調整，確保身體的運作與外部環境相適應。

交感與副交感神經有如人體的油門與剎車

在一場打獵或面對熊的逃跑中，拉長來看，這不是一瞬間的事情。過程中可能會需要追逐、等待，甚至長時間的逃跑，因此，心跳變快或變慢都需要根據情況來適時瞬息調整，交感神經和副交感神經的關係，可以用賽車的油門和剎車來比喻：交感神經就像是油門，負責加速，而副交感神經則像剎車，負責減速。以心跳為例，交感神經就像看到綠燈，讓心跳自由加速，而副交感神經則像紅燈，提醒心跳這時候該減緩了。

油門和剎車要相互配合，否則就會出問題。理論上當我們踩油門的時候，是不應該踩剎車的。可是如果在踩油門的同時，無意中稍微踩了一點剎車，哪怕只是千分之一的誤差，車子就不會平穩行駛，倘若這種誤差慢慢擴大，交感和副交感神經的協調就會出現問題，以交響樂來說，就是原本應該協調的旋律變得不再和諧。

交感神經和副交感神經失調會導致我們的身體無法順利運作，甚至會讓我們感覺不適或產生健康問題。當出現問題時，整個系統就像一場走音的交響樂，原本該順暢的運作變得不協調，這正是自律神經失調的表現之一。

交感神經過度活躍導致恐慌症

舉例來說，一個人晚上長期睡不好，早上起來的時候，交感神經本來應該是負責叫醒身體逐漸恢復活力，讓各個器官開始活動。在正常情況下，睡覺時心跳放慢，等到起床時，交感神經開始活躍，心跳加快，身體準備好迎接新的一天。如果長期睡不好，身體的節律就會出現偏差，本來是七點起床，結果五點鐘就自動醒來了，甚至想再睡也睡不著，這就意味著交感神經提早進入了工作狀態，也意味著交感神經可能過度活躍了。

交感神經過度活躍的意思就是，有的人可能還沒站起來，心跳就已經加快了，彷彿身體在準備迎接某個挑戰一樣。這和我們剛剛提到的狀況類似，還沒開始打獵，心跳卻已經先變快了，肌肉中的氧氣也增多，身體彷彿進入了備戰狀態，而這一切並不需要我們刻意去做什麼，這種自動化反應是下意識的。當交感神經反應過度，身體會進入長期「備戰」狀態，即使沒有真正的危險，也會讓人心跳加速、呼吸困難，甚至感覺即將昏倒，這正是恐慌症發作的核心機制。

所以，正是如此，這些細微的誤差，一開始我們可能不太察覺得到，但隨著時間的推移，症狀就會漸漸浮現。而這些症狀往往是一整組反應的混合體，會影響到身體的不同部位，讓人感到更加不適。

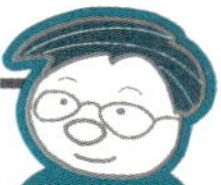

身心科醫師的叮嚀

恐慌症跟所謂的「恐懼症（phobia）」有什麼不同呢？

恐懼症主要是針對特定事件、物品、情境產生的害怕。只要離開這些觸發因子，通常就能不產生恐懼感受。恐慌症主要是身體不預期發生恐慌的生理發作，如心跳過快、呼吸不到空氣快窒息。即使小心翼翼迴避可能發作的情境，也可能突然發生，即使將觸發因子減到最低，恐慌發作的生理現象仍會發生，進而影響心理層面的恐慌失措。

04

自律神經系統下的恐慌與平衡

交感與副交感神經是怎麼運作的？如何合作面對危險？壓力、自律神經、與情緒疾病之間有什麼關係？

在醫學系，神經解剖學是最難的科目，既複雜又不容易背誦。儘管念過好幾遍，卻經常忘記，考試時更是答不出來。於是在這裡，我們將自律神經用擬人化的故事，試著增加讀者的記憶。

在神秘而複雜的神經之城，這座城市的每一個角落都被精密的神經網路所掌控。這些網路就像城市的生命血脈，將訊號和指令從一個區域傳到另一個區域，確保所有系統的正常運作。城市的穩定運行依賴於兩個核心角色的協同合作：交感神經和副交感神經。這兩者組成了城市的「自律神經系統」（Autonomic Nervous System，簡稱ANS），它們負責調節城市內的動態平衡，確保在應對各種壓力或突發情況時，系統能夠有效運作。

神經之城的運作：交感神經VS副交感神經

交感神經的作用類似於城市的「油門」，當危險來臨時，它會迅速增加城市的反應速度，調動內部資源以應對外部威脅。具體來說，交感神經負責加速心跳、擴張支氣管，讓整個身體吸入更多氧氣，為激烈的戰鬥或快速的逃離提供能量。當交感神經全面運作時，整個系統處於高度的備戰狀態，身體充滿力量，隨時準備應對突發狀況。

與之對應的是副交感神經，它的角色更像是「剎車」，它的任務是恢復城市的平衡，確保系統不會過度運作。副交感神經負責降低心跳速率，促進消化系統的運作，讓身體有機會從高壓狀態中恢復過來。它確保在交感神經的高強度活動結束後，身體能夠恢復正常，修復消耗的能量，從而保持長期穩定。

戰鬥與恢復的平衡

這兩個系統相互對立又相互依賴，在神經之城的運作中達到微妙的平衡。每當交感神經啟動，身體便會進入戰鬥模式，心跳加速、血壓上升，身體準備應對壓力或危險。而當壓力解除，副交感神經則會接手，讓身體逐漸放鬆，恢復到穩定的狀態。

然而，即使是這樣精密的系統，誤差也難以避免。在某些情況下，交感神經可能會過度啟動，導致身體無法及時放鬆，或者副交感神經過度干預，讓身體無法充分應對外界的壓力。這些細微的失調逐漸累積，可能導致「自律神經失調」的症狀。當這種失調發生時，心跳的節奏可能出現異常，身體的功能也會變得紊亂，表現出如胸悶、心悸、頭暈等症狀，甚至進一步發展為焦慮或恐慌症。

當神經之城失衡：恐慌危機的來臨

故事背景設定在神經之城遭遇的一場突如其來的恐慌危機中。這場恐慌危機源自於心臟的異常訊號，它打破了原有的平衡，讓城市的運作變得混亂。交感神經和副交感神經被召集起來，必須合作應對這場危機。最初，他們的合作還算順利，交感神經迅速應對危機，副交感神經則在後方調節，確保系統能夠及時恢復平衡。然而，隨著時間的推移，兩者之間的配合開始出現誤差。交感神經急於推進，而副交感神經則過於謹慎，兩者的節奏逐漸失調，導致整個系統的混亂加劇。

這種微小的誤差一開始並不明顯，但隨著時間的推移，誤差越來越大，最終導致整個神經系統的崩潰。交感神經的力量變得不穩定，有時過度加速，有時又無法保持速度。而副交感神經則發現自己無法有效地調節系統的節奏，導致身體的恢復功能也開始出現問題。這種不協調的狀態讓神經之城陷入了更大的危機中。

外界介入讓兩者互相合作，終於解除危機

在這個時刻，自律神經的主管下視丘（Hypothalamus）意識到，單靠交感神經或副交感神經中的任何一個系統，都無法單獨解決問題。她呼籲兩者放下彼此的堅持，學會理解對方的需求，並透過更緊密的合作來應對危機。最終，交感神經學會了放慢速度，明白了並

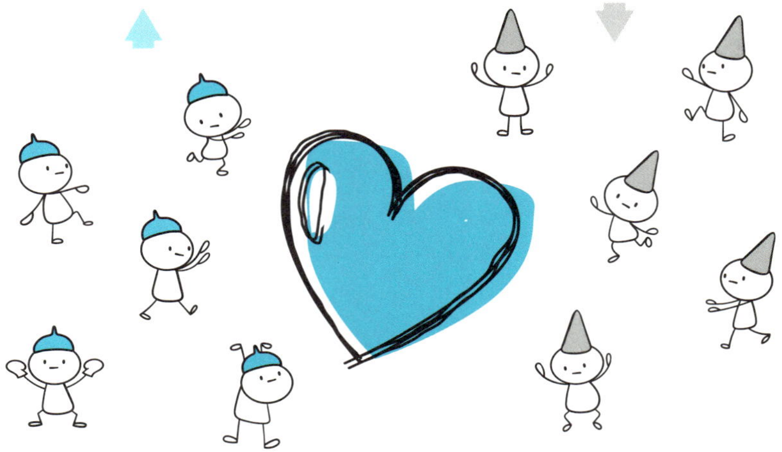

一群交感神經小兵與副交感神經小兵，合作對抗敵人

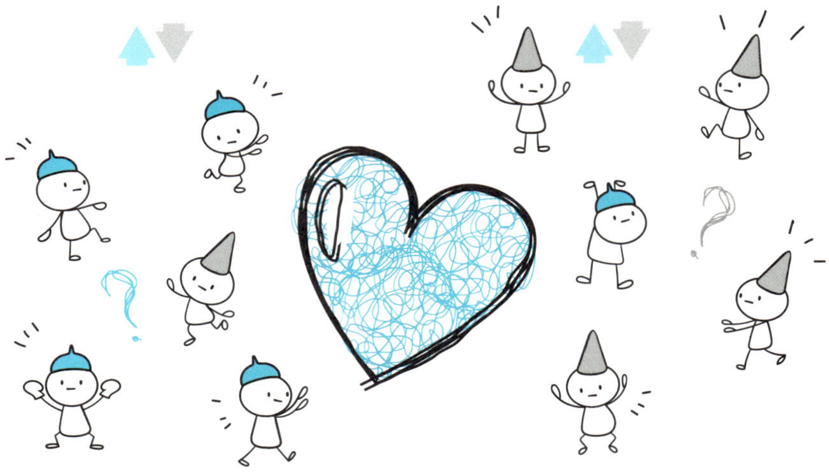

兩方小兵節奏失調，造成混亂

不是每一個問題都需要用最快的方式解決，而副交感神經則了解到，在某些情況下，必須加快速度，才能有效應對外界的壓力。

當這兩個系統最終達成協議，神經之城的運作也重新恢復了穩定。心跳能夠在需要加快的時候迅速加速，而在需要放鬆的時候也能夠及時減速。整個系統重新找回了平衡，危機得以解除。

如何在壓力下找到平衡，是身心健康的關鍵

這場危機的解決過程告訴我們，自律神經系統的平衡對於身體的健康至關重要。交感神經與副交感神經的協同合作，是維持身體內部穩定的關鍵。當這兩個系統的平衡被打破，身體的各個功能就會開始出現異常，從而導致自律神經失調的各種症狀，進一步引發長期慢性的焦慮症或憂鬱症，或者互為影響，或者急性發作演變成恐慌症，在在影響生活。這不僅是生理上的挑戰，也是一個心靈上的考驗，如何在壓力下找到平衡，如何在紛亂的世界中保持內心的穩定，是每一個人都需要面對的課題。

透過這個擬人化的故事，我們可以更加直觀地理解自律神經系統的運作原理，並了解到

它對於我們健康的重要性。交感神經與副交感神經就像是我們生活中的兩個面向，一個負責推動我們前進，應對挑戰；另一個則負責讓我們回歸內心，找到休息與恢復的空間。只有當這兩者達到平衡，我們才能夠真正地保持健康與穩定。

05

自律神經失調的隱形風暴

為什麼年輕時在高壓環境下身體還能應付，現在卻開始出現心悸、焦慮等問題？心悸是什麼？是心臟病還是自律神經失調的訊號？

當一個人來到門診時，他通常會表達一些表面的困擾，例如心悸、胸悶等類似恐慌症或煩惱焦慮不安等，甚至心情低落，感到很憂鬱，但其實內心深處，他還有許多真正的問題想問醫師，而不是那些顯而易見的表面問題，他們真正的需求是希望能改善痛苦，解決困擾，表面上看似是問：「我得了什麼病？自律神經是什麼？恐慌症又是什麼？」其實背後是想找一個解答，能讓他們擺脫痛苦。

踏入身心科門診的第一步

講到恐慌，必須要談到心靈的狀態，這是當我們自己真正經歷恐慌症狀時才會深刻感受到的，因為這種強烈的恐懼，讓我們不得不正視「發生了什麼事」。這些表面問題並不是核心。患者真正想知道的是：「我如何能最快擺脫這種恐懼感？」他們希望能治療恐慌症，甚至永遠不再發作。不過，治療是一段過程，得要經歷恐慌症的強烈衝擊，才能逐漸走向復原，找回平衡。

但那些從未經歷過恐慌症狀的人呢？上述這些描述都是陌生的，就像那些還沒有生小孩的人，很難理解嬰兒或幼兒的需求一樣，他們根本不會注意到這些問題。有些人即使經歷了強烈的恐慌，卻不願面對現實，他們難以接受身心科能提供解決方案，甚至抗拒就醫，有時候需要很多時間才能讓他們接受這樣的觀點。很多人都直覺地抗拒去看身心科。

恐慌症不是單純的恐懼，而是自律神經的問題

恐慌症聽起來像是一種情緒上的害怕，但其實，它最初源自自律神經的反應，然後影響了全身的生理活動。接下來我們討論到的，就是恐慌症患者常感受到的心悸問題。每個人

的表達方式不同，這使得心悸的描述也多種多樣。

前文我們簡單介紹了自律神經的兩大系統：交感神經和副交感神經。恐慌的發生，正是由於這兩者功能上的細微差異逐漸擴大，最終導致身體內在的生理混亂。患者主觀感受到身體很多器官都出了問題，這使得他們在情緒上感到害怕，並認知到自己正在經歷恐慌的發作。接下來要討論的是，為什麼恐慌症引發的自律神經風暴會讓人的生理機能陷入混亂呢？以腸胃道的吸收來作為例子，當人處於休息狀態時，腸胃道開始吸收食物中的養分，例如糖分、蛋白質和脂肪，這些重要的營養素都透過消化系統供應給身體。這樣的吸收過程，主要是由副交感神經控制的，如果一個人長期處於戰鬥或緊張狀態，交感神經會持續興奮，腸胃道的功能也會因此被抑制，副交感神經的作用減弱，就會導致消化不良。

自律神經風暴引發各種腸胃道消化毛病

想像一個忙碌的上班族小陳，在工作期間，他的交感神經高度活躍，讓他充滿戰鬥力，面對挑戰，然而到了中午，理應是讓身體放鬆的時候，副交感神經應該接手指揮消化系統進行修復和吸收，但如果他依然處於精神緊繃的狀態，交感神經就無法真正停止，導致腸胃道無法有效工作。這樣一來，午餐的消化過程就會受到影響，進而造成消化不良。

這種情況如果長期持續下去，就會引發一系列的健康問題，如胃酸過多、胃食道逆流，甚至胃潰瘍。這些都是因為腸胃道長時間無法正常消化養分所造成的，而且不僅如此，這些消化不良的問題還會引發便祕、腹瀉，甚至是頻繁跑廁所的腸躁情況。這些問題都是從長期精神緊張和自律神經失調累積而來的結果。

調節機制失靈，系統逐漸崩潰

那麼，小陳會立刻去看身心科嗎？不會的，他也不會立刻去看腸胃科。畢竟，身體本身有自我調整的能力。在系統完全崩潰之前，自律神經還會嘗試自我修復，調節能量，像是如果中午太緊繃，消化功能就會稍微緩和一些，然後下午可能會感到昏昏欲睡，這其實是副交感神經在進行調節，補上中午沒完成的消化。

如果小陳早上很忙，中午也無法放鬆，下午還得繼續工作，那麼自律神經「調節的能量」會被迫延後，甚至拖到晚餐時段。雖然我們的身體有自我調整的功能，但為了避免系統崩潰，還是能勉強保持平衡，只是這種平衡只能維持一段時間，並不是長久之計。

多數人都有這種感覺：平時上班緊張，晚上睡不好，假日補眠後精神就恢復了。在年輕時期，像學生或剛進入職場的人，這種調節能量的機制還能有效運作，讓自律神經消耗的能量得到平衡。但隨著年齡增長、壓力增加，這種調節能力逐漸被耗盡，系統就會慢慢地開始崩潰。

累積到無法負荷時，人們才願意就醫

再舉個例子，醫學上定義的心跳過快是每分鐘超過一百次，但心悸則是主觀感覺心跳很快，即使實際測量的心跳速度不一定達到一百次。這種心悸的感覺會讓人產生警覺，就像先前提到的，當人精神緊張的時候，交感神經會興奮，讓我們準備迎接挑戰或解決眼前的問題，這是一種正常的生理反應。然而，當該休息的時候卻無法休息，身體會開始發出訊號，比如明明在休息時段，心悸反而變得頻繁且明顯。這個時候，小陳才會開始注意到問題的嚴重性。

小陳開始感到焦慮，會變得警覺，開始對自己產生疑惑，甚至會焦慮自己是不是得了心臟病，尤其是當心悸感持續困擾，他終於下定決心去看醫生，而這時選擇的往往是心臟科門診。他以為問題出在心臟上，因為心悸讓人聯想到是心臟出了問題。接下來，我們將討論恐慌症與心悸的相關問題。

身心科醫師的叮嚀

什麼樣的人比較容易得到恐慌症？

習慣壓抑情緒，長期身心緊繃，完美主義，自我要求嚴格，缺乏彈性思考，承擔過多責任，常考慮細節，工作勞累，需要輪班，對身體細微變化敏感，悲觀思考，重大壓力事件，原生家庭創傷，飲食睡眠不規律，缺乏運動，菸酒不忌，藥物相關如減肥藥失當，這些都是容易發生恐慌症的族群。

06

從心臟科到身心科的崎嶇治療路

心悸、胸悶、頭暈，檢查後卻都沒問題？明明是身體不舒服，為什麼要去身心科？好焦慮好痛苦，卻沒有人能理解？

病人因為心悸來看門診，通常症狀已經產生並持續了一段時間，且心悸也有所區分，有時是普通的心悸，有時則是特別不舒服的心悸。當特別不舒服的心悸發作頻率越來越高，程度越來越強的時候，病人才會選擇來到心臟科。

心臟科醫師也束手無策的心悸

有時候，心臟科醫師會安排一系列檢查，就像之前提到的，檢查結果往往顯示一切正常，這讓很多病患感到困惑，但其實，有經驗的心臟科醫師知道，這多半是自律神經功能障礙的問題，並不是真正的心臟疾病。

有時候，心臟科醫師會發現一些輕微的異常，比如超音波檢查顯示二尖瓣膜脫垂，這是一個很常見的現象，名字聽起來專業，但其實它的發生率很高，並不足以完全解釋恐慌症狀，而二尖瓣膜脫垂成了方便的醫學名詞，讓病人更容易接受自己的不適感，實際上，它和心悸並沒有太大關聯。

藥物治療的短暫效果

在這種情況下，心臟科醫師可能會開給病患一些讓心跳放慢的藥物，這些藥物能輕微改善自律神經功能的作用，略微緩解心悸的不適感，病人感覺到改善後，通常就會繼續在心臟科治療，直到下一次發作，當心悸變得更頻繁、更強烈的時候，他們又會回來尋求幫助。

當病患又再次心悸跳動強烈時，心臟科醫師的經驗會發揮關鍵作用，心臟科醫師會開立一些藥效溫和的鎮定劑，雖然這些鎮定劑不會直接降低心跳，但能抑制自律神經的過度活性，這類藥物確實能幫助病人緩解症狀，病人感覺到進一步的改善後，這個循環可能就會持續下去。

當生理問題影響心理與情緒

不過，如果將恐慌症比作心靈的發燒，它其實涉及的不僅僅是心悸，還會影響到其他器官，讓身體出現各種不適。不只是身體的問題，病人情緒上和心理上也會受到影響，變得更加煩躁或憂鬱。

對於長期在心臟科接受治療的病人，若有合併情緒問題，往往會隨著身體不適加劇，他們可能會感到空虛、無助，甚至偶爾會哭泣。這些憂鬱無助的情緒反應對心理狀態的打擊很大，尤其是在病人覺得檢查結果都正常，但症狀卻不斷發作的時候。

病人常常會覺得自己得了一個怪病，換了一家又一家醫院做心臟檢查，結果卻都是一樣，沒什麼異常，這讓他們更加困惑。雖然藥物能幫助他們控制症狀，但他們真正想要的是不再發作，甚至是不用再吃藥。

這種憂鬱、無助和焦慮的情緒以及因而產生的心理壓力，最終會影響到病人的家庭和工作生活，他們可能會對家人發火、責罵小孩，甚至和伴侶吵架，而且病人可能會覺得家人不理解、不關心他，認為自己得了奇怪的病，但實際上卻不是病。

拒絕身心科：病人的內心掙扎

最困難的是儘管病人面對這麼多問題，還是很少有人願意考慮到身心科就醫，他們寧可繼續在心臟科看病，也不願踏入身心科。

當這樣會心悸甚至恐慌的病人在職場上打拚多年，成為主管甚至經理，他們往往無法接受自己需要去看身心科，覺得這對自尊是一種打擊。這種心態很普遍，尤其是在成就感和責任感強的人身上。

問題是，這不只影響他個人，還會逐漸蔓延到家庭生活，本來應該是家人之間互相支援、一起解決問題，日常透過家庭活動增進感情，但這些活動都會因為病人的情緒和生理狀態而逐漸弱化，比如說，病人可能因為苦於心悸，擔心體力不支發生意外，結果假日出遊不到兩個小時就想回家，久而久之就失去安排家庭活動的動力。

恐慌症病人的就診路徑圖

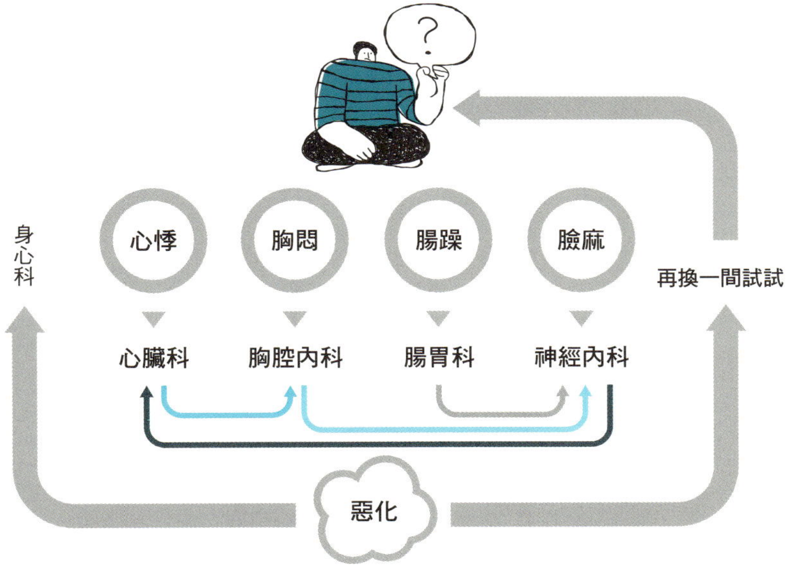

同樣情況也出現在工作上：原本能夠輕鬆應付的任務，變得越來越吃力，甚至開始希望減少工作量，因為頻繁心悸、強烈恐慌而影響工作成果。試想，一開始只是零星的失誤，還能夠透過努力補救，但這種狀況逐步惡化，對於他們來說，不僅是工作能力，連職場的信心也可能因此受損。

家庭內，與伴侶的爭吵變得越來越頻繁，甚至情緒失控。即使事後道歉，得到諒解，但情感裂痕還是會慢慢累積。長期下來，這種情緒上的波動會讓人更加疲憊，讓問題變得更難解決。

焦慮、壓力與無助感的惡性循環

病人因為心悸或恐慌不斷失控發生，傷痕也越來越深。他明知道這一切的出發點是恐慌症狀、心悸、還有自律神經的問題，但就是無法控制，總覺得一切身不由己。他也不是故意發脾氣的，過去他都能靠調節能量來恢復平衡，但這次不同了。

特別是，這次不僅是家庭生活，工作上的壓力也更大。以往的小失誤還能補救，但如果這次的錯誤造成公司損失，就可能無法挽回，甚至他開始懷疑自己的能力。這種情況下，零星的失誤慢慢累積，讓同事或主管對他失去信任，感覺他已經無法像以前那樣勝任工作。

病人因為恐慌，在工作、家庭關係和伴侶關係每況愈下的情況下，有種被貶低的感覺，容易陷入負面情緒的漩渦，情緒變得更糟，這又會反過來影響自律神經，讓調節功能進一步下降。這是一個困局，尤其是當他已經努力去面對，但無法被周圍的人理解時，那種無力感是毀滅性的。

這時候，病人可能會想：「我已經這麼努力了，過去也克服過這些恐慌，為什麼你們還要責怪我？我沒有放棄，一直在忍耐，但為什麼你們還這麼為難我？」這樣的想法，從最初的自怨自艾，可能會轉變成自我放棄，最終掉入更深的情緒低谷。這正是許多恐慌症、焦慮症甚至憂鬱症患者在走進身心科門診之前的心路歷程。

最終走向心理治療的漫長路

特別是當這位長期在心臟科接受治療的病人，因為病情反反覆覆，最終經由心臟科醫師轉介到身心科時，他往往會帶著疑惑來到這裡，他理智上懷疑自己同時有憂鬱症或焦慮症，甚至擔心自己是否有精神問題，但內心還是抗拒接受這個現實。

接下來，我們換個角度來看心悸恐慌的問題，假設一位已經退休的老陳，經歷了類似的心悸恐慌，看看身心科的劉醫師會如何跟他互動，從另一個角度剖析這個問題。

07

典型恐慌症患者的治療過程

身心科裡面到底是什麼樣子？不能請醫生開藥吃一吃就好了嗎？醫生為什麼要幫我約心理諮商？光是聊聊天可以治好我的恐慌症嗎？

老陳在妻子去世後的某天夜裡，突然感到胸口劇痛，呼吸急促。他驚慌失措，立即叫來小張，把他送到醫院。醫生們替他做了一系列檢查，結果顯示心臟一切正常。醫生們建議他去看身心科，這讓他非常不滿。

老陳語氣不悅：「我好端端的，怎麼就要去看什麼身心科？我這是身體出了問題，不是心裡有病！」

小張試圖安撫：「別急，醫生只是建議。去看看也沒壞處，萬一真是壓力大造成的呢？」

老陳緊抿著嘴，眼神裡透露著不情願，但終究沒再爭辯，默默點頭。

初次踏入身心科，充滿懷疑與防備

老陳走進身心科劉醫師的診間，坐下時動作僵硬，帶著防備和不滿。

劉醫師帶著微笑，溫和且平靜地問：「陳先生您好，我是劉醫師。今天怎麼樣？聽說您最近經常胸悶和焦慮？」

老陳語氣冷淡：「我沒什麼焦慮，我這是身體有毛病。醫院檢查不出問題，醫生沒辦法只好叫我來這裡。」

劉醫師沒有因為老陳的冷淡而退縮，語氣仍然平和：「我理解您的擔心，這種感覺一定很不舒服。我們會先了解您的狀況，再決定接下來的治療方案。」

老陳哼了一聲，雙手抱胸，往椅背上一靠，臉上滿是不信任。他皺起眉頭說：「就是這段時間……也沒什麼特別的感覺，就是突然喘不過氣來，心跳很快。」

劉醫師點點頭，眼神專注地聽著。老陳感覺到他的認真，心裡的抗拒慢慢鬆動了一點。

建立信任，開始接受治療

幾次門診後，老陳的態度開始緩和下來，但他依然對劉醫師的建議存疑。劉醫師依然耐心地跟老陳分析和說明他的病情。

「最近感覺怎麼樣？藥有沒有按時吃？」

老陳低著頭，有些不自在地說：「有吃……可是我總覺得，這藥吃下去，會不會吃壞身體？」

劉醫師明白他的擔心：「這些藥物只是幫助您穩定情緒，減少那些突然發作的恐慌感。這是一個過渡，幫助您更清楚地看待現在的情況。」

老陳微微點了點頭：「唉，年紀大了，沒想到還要吃那麼多藥……」

「年紀只是個數字，重要的是如何適應生活中的變化。我們一起來慢慢調整，找到最適合您的方法。」

老陳開始感覺到，劉醫師並不是他一開始想像的那麼無法理解他的人，反而有些事情，正因為他的理性和耐心，他才得以真正面對。隨著幾次門診的進展，老陳的恐慌症狀逐漸減少，他開始信任劉醫師的判斷和建議，也願意嘗試用他提出的方法來管理情緒。

再過一陣子，老陳回診時感激地說：「劉醫師，藥有穩定放鬆的效果，我最近感覺好多了。」

劉醫師笑說：「這是個很好的進展。接下來我們可以逐步減少藥量，同時加強心理的調適，讓您更輕鬆地應對生活中的挑戰。」

老陳心情也開朗了許多：「你說得對，我應該慢慢放下過去，迎接新的生活。」

劉醫師點了點頭：「這正是我一直希望您能做到的，未來的日子，會越來越好。」

心理治療的介入：與心理師展開諮商治療

老陳在劉醫師的治療下，恐慌症狀有所緩解，但內心深處的痛苦仍然無法釋懷。劉醫師建議他接受心理治療，並介紹了一位診所心理師團隊的心理師——黃心理師。

老陳對這位年輕的心理師充滿懷疑，他覺得黃心理師年紀輕輕，怎麼可能理解自己內心的痛苦。他在初次會面時，明顯表現出對她的不信任。

老陳冷冷地瞥了心理師一眼說：「妳這麼年輕，懂什麼？我這一大把年紀的人，妳能明白我的苦嗎？」

「年紀確實不同，但情感是相通的。我們可以慢慢聊，不急著做什麼決定。」

老陳聽到這話，心裡雖然抗拒，但還是坐下來，決定看看這位年輕人能說出什麼道理。

從排斥到情感投射

在初期的幾次會談中，老陳仍然對黃心理師保持距離，每次的對話都顯得生硬而拘謹。他不願多談，語氣冷淡，但黃心理師始終保持耐心，沒有強迫他打開心扉。

「您有什麼想聊的，我們都可以慢慢來。我在這裡，只是希望能聽聽您的故事。」

老陳無意識地將她的形象與自己的女兒連結在一起。他女兒年輕時也是這麼關心他，但現在她也有了自己的家庭，不再像從前那樣時常陪伴他。老陳帶著一絲落寞：「我女兒啊，年輕時也是這麼溫柔。現在她忙得很，也不怎麼回來看我了。」

黃心理師敏銳地察覺到老陳的情感投射，決定順著他的思路，引導他進一步表達：「她一定很孝順，只是生活壓力大，時間不夠用。您一定很想念她吧？」

老陳回憶起女兒年輕時陪伴他的美好日子，但這些美好的回憶很快被現實的孤獨感打斷，他不自覺地皺起了眉頭，情緒變得複雜。

深層情感的揭露

隨著會談的深入，老陳的投射越來越明顯。他不僅將黃心理師投射為年輕時的女兒，甚至有時會在她身上看到年輕時的太太的影子。

老陳語氣中帶著懷念：「妳這麼說話，跟我年輕時的太太有點像。她當時也是這麼體貼，總是替我著想。」

黃心理師微微一笑，但她知道老陳的內心正經歷著深刻的情感掙扎。她試圖幫助他面對這些複雜的情緒，而不是逃避。「她一定是一位很了不起的女性。您能跟我說說她嗎？她最讓您懷念的是什麼？」

老陳沉默了一會兒，眼神變得有些迷茫，彷彿在尋找內心深處的記憶。他低聲：「她總是那麼溫柔，無論我怎麼忙，她總是靜靜地在一旁。可是現在……她不在了，我也失去了那份安定的感覺。」

黃心理師靜靜聽著，沒有打斷他。她看到老陳的眼中有淚光閃爍，但她知道，這是他開始面對內心深處的痛苦的信號。

情感的流露與釋放

老陳在會談中越來越多地投射出他的內心情感，他開始無意識地將黃心理師視為自己的太太、女兒，甚至是年輕時的太太。這些投射讓他時而感到溫暖，時而感到深深的悲傷。

有一次，老陳憶及過往忍不住哭了起來。他的聲音哽咽，眼淚止不住地流下。「我常常夢見她，夢裡她還是那麼年輕，還在我身邊。但一醒來，什麼都沒有了，只有這個空房子……」

黃心理師輕輕遞給他一張面紙，語氣中充滿了理解和安慰：「這種感覺很真實，也很難受。失去親人是人生中最困難的課題之一，但這些回憶也同時提醒著我們曾經的美好。」

老陳的情緒逐漸穩定下來，他擦乾眼淚，感到內心有一絲釋然，但同時也感受到失去的痛苦。他開始明白，黃心理師並不是他的女兒或太太，她只是陪伴他度過這段艱難時光的人，但這份陪伴卻讓他逐漸找回了一些力量。

逐漸接受現實，走向新生活

老陳逐漸意識到，自己的內心投射雖然讓他暫時感到安慰，但最終他還是需要面對現實。黃心理師幫助他理解這些情感投射的來源，並引導他從中找到力量，而不是陷入過去的痛苦中。

老陳：「我知道她不會回來了，但我也不能一直這麼下去。黃心理師，謝謝妳，讓我能夠重新整理自己的心情。」

「這是您的勇氣。面對痛苦並不容易，但您已經走出了一大步。接下來，我們可以一起繼續努力，讓您逐漸找到生活的動力。」

老陳知道自己無法完全擺脫過去的陰影，但在黃心理師的幫助下，他開始學會如何將這些過去的回憶轉化為正向的力量，重新找回生活的希望。

老陳最終從與黃心理師的會談中獲得了深刻的啟示。他明白了內心投射的本質，也逐漸學會了如何不再沉溺於過去的痛苦，而是將這些情感轉化為前進的動力。

儘管老陳的內心傷痛並未完全治癒，但他開始慢慢重拾了生活的動力與能量。與黃心理師的互動，讓他在失去親人的悲痛中找到了新的支持和希望，也讓他能夠在這段艱難的旅程中，找到屬於自己的新方向。

身心科醫師的叮嚀

PTSD創傷後壓力症候群同時觸發恐慌怎麼辦？

患者接觸到類似過去重大創傷的情境會產生大腦暗示：這裡即將發生危險！快逃！因而觸發恐慌發作。處置重點在於辨認此類情境的細節，從而一一減敏及調整認知，藉此減少大腦的暗示訊號，避免恐慌發作。例如特定日期，就要注意日期前後及相關數字、氣溫及日照，分析是否相關聯，盡可能減少潛意識中的大腦暗示效果。

08

身心科的治療旅程，帶領患者走向痊癒之路

喪偶之痛，竟然引發恐慌症？心理治療真的有用嗎？恐慌症能夠治得好嗎？

我們從老陳的故事可以看到，心悸發作引發的恐慌症，在標準的門診過程中，患者的就醫經歷是怎麼變化的。老陳一開始出現恐慌症狀，小張協助他前往心臟科就醫，心臟科醫師做了檢查，排除了心臟本身的問題，經過簡短治療後，還是建議他轉到身心科。

漫長的就醫迷宮，是許多恐慌症患者共同的經歷

類似老陳的患者很多，不限定在心臟科。胸悶、呼吸不順的患者可能去看胸腔科；腸躁症、食慾不振的腸胃科患者；手麻身體刺痛、頭痛頭暈、記憶力集中力變差的神經內科患者；平衡感失調、耳鳴、吞嚥困難、喉嚨卡卡的耳鼻喉科患者；水腫、內分泌失調的新陳代謝科患者；關節疼痛、不明疼痛的風濕免疫科患者；更年期症狀燥熱盜汗的婦產科患者；頻尿、餘尿感、多夜尿的泌尿科患者……反覆檢查結果皆正常沒有大礙，反覆就醫卻長期症狀未獲得改善的患者，在經過好多心累和內耗折磨之後，有經驗的醫師會協助患者轉到身心科就診。

失去伴侶如何觸發恐慌症？

老陳最終來到劉醫師的身心科門診，但內心還是有些抗拒，不過，在初步的諮詢和藥物治療下，他的症狀逐步改善。劉醫師關注的不僅是恐慌發作本身，更是那些長期累積的情緒問題，像是焦慮、憂鬱，以及身體固有慢性病跟老化帶來的正常生理退化。

老陳太太的過世，無疑是老陳人生中一個重大的打擊，這種人生議題是無法迴避的，尤

其是失去伴侶這件事。以老陳的例子來看，這是在他中年時期發生的，然而這類事件，無論何時發生，只要有伴侶，總會面臨有人先走的事實。

失去伴侶的打擊為何觸發恐慌症？心理學調查發現：喪偶失去伴侶是排名第一嚴重的心理壓力，需要格外注重，即使患者本身未向他人求助。每人的伴侶親密度、婚姻關係都不同，不必然引發恐慌症，但重大壓力事件疊加在長期焦慮緊繃的身心狀態下，容易觸發惡化，引起恐慌症及恐慌發作。恐慌症的影響深遠，有人選擇忍耐，例如經過伴侶過世的醫院周邊就會胸悶心悸，於是改繞路而行。症狀是改善了，心裡的傷痛依舊，蟄伏在深層不期然爆發，潛意識壓抑喪偶的影響，否認恐慌的深層心理因素，這需要心理師耐心協助引導，才有機會導正，轉換不同的內觀視野。

藥物治療與心理治療如何搭配？

在老陳的故事中，他在初步身心科門診獲得了一些協助，但當面對更深層的心理挑戰時，他被建議轉到心理會談；心理會談中，老陳在與心理師治療關係的建立下，內在的議題開始浮現，這些問題透過常見的投射現象，或是精神分析中的移情作用，被引導出來。

在這個安全、溫和且不帶批判的空間裡，老陳可以把這些深藏的感受打開，這就是心理治療的第一步。

在心理治療的支持性環境下，老陳開始表達更多。他對抽象情感的描述變得豐富，也開始進行更深入的情緒探索，逐步揭露潛意識中的脈絡。在心理師的詮釋和引導下，他慢慢地打破了原本固著的思維，例如，他不再認為過世的太太徹底離開了，而是感覺到她依然存在於現實中，甚至投射到心理師身上，儘管理智上他明白這是一種內在共鳴，但這也讓他感到，關於太太的記憶深深留在他心中。

心理治療幫助患者重塑記憶，走出悲傷

心理治療過程逐漸讓老陳理解，太太的存在早已成為他內心的一部分，且這份記憶是鮮活而具體的，更重要的是，他開始相信，透過和心理師的合作，他能一點一滴地從悲傷中走出來。隨著信心的建立，他不再只困於表面症狀，像是那些心悸或背痛，而是逐漸擴展他的內在世界，保持著探索的動力，走向更寬廣的心靈地圖。

有了心理師的引導，老陳才能安心地進行內在世界的探索。在心理師的陪伴下，他不會

迷失，反而能帶著彈性和童心去回溯過往，也許是童年或原生家庭的經驗。這不僅是探索，更是一種重塑——他開始重新建立對自己形象和人格特質的認知。隨著這些領悟的累積，老陳的生命層次逐漸豐富起來，不再陷入過去的困境。

從控制恐慌到重拾生活

不過，實際上老陳的症狀如何具體改變？是否還需吃藥？是否還會發作？何時結案？老陳的恐慌發作頻率跟強度降低，過去每兩、三天發作一次，現在一個月一次。恐慌發作當下不再過度慌張，並知道如何度過。靠藥物是一項選擇，也可備而不用。運動爬山是種紓壓，找心理師聊聊是種紓壓，被理解、被接納，孤單感減少。雖然預期將來還是有恐慌發作的可能，自律神經偶爾來這麼一下，但能被接住了，症狀被理解了，知道脈絡前因後果了，知道自己的心理影響生理。久久吃一次藥，久久回診跟醫師報告近況，跟心理師保持聯繫，生活的新動力讓他願意認識新朋友、新環境，不再因為恐慌症的侷限而迴避參加遠遊。不需要醫師提醒，老陳越發有自信，知道自己走在康復強健的路上，知道許多人也經歷著同樣的症狀與痛苦，協助他人理解恐慌症，重獲新生。

健保門診是開啟治療的第一步

不過，並不是每個人都需要這樣深入的探索過程。絕大多數的人，除了自我修復的力量之外，生活中也充滿了各種現實壓力，每週或每兩週一次的心理會談，甚至次數更頻繁的精神分析，除了費用之外，最主要的障礙就是時間。這不僅是治療的時間，還包括準備、通勤等附帶的時間成本，在工作與生活中要為這些時間找到空間，往往是最困難的部分。這也是很多人無法持續心理治療的一道門檻。

所以，對大多數人來說，健保門診治療往往是第一步。正因為時間和費用的限制，科學家們發明了方便且經濟的藥物，這些藥物能夠快速、有效地幫助那些最急需幫助的病人。這是治療的起點，能夠讓更多人先從困境中解脫，然後再視需求進行更深入的心理探索。

醫師的看診風格不同，如何找到適合自己的治療？

門診初期，許多病人會對身心科診所的看診方式感到不解，有些問題甚至在診間裡沒有機會表達出來，經常有人問：「為什麼醫生看起來那麼嚴肅？」或者是對醫生的態度感到困惑，這種情況其實很常見。其實，這個問題有很多層面，每位醫師的風格都不一樣，有些醫師偏向快速診斷，試圖在短時間內了解病情後迅速提供治療方案，這樣能幫助病人更快度過初期最困難的階段。這種方式對某些病人來說，可能會感覺醫生過於急促，甚至顯得有些嚴肅。但也有些醫師喜歡用更溫和的方式，讓病人有更多時間表達，聆聽病人的想法和感受。這類醫師不會急著提問或是迅速下結論，而是鼓勵病人自己主動分享，這樣的節奏會慢一些，病人可能會感到放鬆。這就像是不同的溝通風格，有時候需要看病人和醫師的互動來決定哪種方式更合適。

所以，當病人問「醫師為什麼那麼凶？」時，很多時候是因為醫師試圖在有限的時間內，盡可能高效地診斷並提供治療，而這種方式可能無意中給了病人壓力；理解這點，有助於減少這種誤解。

有的病人一坐下來，能滔滔不絕地從小到大、從家庭到工作，一路講述自己的經歷，但大多數人對身心科診所是很陌生的，甚至連該從何說起都不清楚，這時候，那些講求效率的醫師會採取比較積極的提問方式，幫助病人一步步講出自己內心最在意的事，這也是一種引導方式。

既然每位醫師的會談風格都不一樣，我們該怎麼選擇？其實，最重要的就是，不要輕易放棄。醫師的風格是千差萬別的，而病人的個性與需求也是多種多樣的，找到一位能夠符合自己溝通需求的醫師，這是關鍵。如果覺得第一次會談不太順利，沒關係，可以再嘗試幾次，或者換個醫師看看。

現在的醫療資源很方便，如果你覺得與某位醫師的互動不如預期，除了可以嘗試繼續溝通之外，也不妨試試掛別的醫師門診，給自己幾次不同的機會，這樣，總能找到適合自己的醫病關係，並且在這個過程中，也能逐漸整理好自己的狀況，走出困境。

恐慌症的治療是循序漸進的旅程

恐慌症不僅僅是生理上的問題，更與長期累積的心理壓力、情緒困擾和生活壓力息息相關。許多患者在面對恐慌發作時，最初會將注意力放在生理症狀上，如心悸、胸悶、呼吸困難等，導致他們在心臟科、胸腔科、神經內科等不同專科間反覆就醫。然而，真正的問題往往不只是器官功能的異常，而是自律神經的失調，以及心理壓力未能有效調適所引發的生理反應。

從藥物治療到心理治療，恐慌症的康復需要一個循序漸進的過程。藥物能夠穩定症狀，讓患者減少恐慌發作的頻率，恢復日常生活的節奏；而心理治療則幫助患者深入探索情緒的根源，理解恐慌發作的脈絡，學會管理壓力與焦慮。透過身心並行的治療模式，患者能夠逐步建立對自身狀態的覺察，學會如何與恐慌共處，而不是被它控制。

適當的支持與調適，是恐慌症康復過程中的關鍵。除了專業治療外，來自家人、朋友的理解與陪伴，也能幫助患者減少孤立感，增加面對病情的信心。當患者逐漸學會如何與自身情緒對話，理解並接納自己的身心狀態時，他們便能夠慢慢回歸正常生活，重拾內在的穩定感，最終掌握自己的健康與幸福。

身心科醫生與心理師如何分工合作協助病人？

健保及門診架構下，醫師問診的節奏與治療需要明快有效率，從醫學數據與腦功能評估的角度，開立處方藥物，讓處於低潮或恐慌發作的患者獲得第一時間的初步迅速改善。但人的內在並非機器，自律神經的修復需要時間，短則數月，長則數年。這段時間會幫助患者重塑想法認知與強化心情架構，從30分進步到70分，一些有資源的患者，靠自己也許能緩慢進步到80分，也可由心理師協助，在專業且隱私保密的架構下進展到90分、95分。

第二章

破解身心科的迷思

身心科是心理有問題的人才去的？
一定要吃藥嗎？會不會上癮？
為什麼還要安排心理諮商呢？

09

身心科是心理有問題的人才去的？

許多人對身心科充滿疑慮，擔心一旦踏進診間，就意味著自己「有問題」或被貼上「神經病」的標籤。其實，這樣的擔憂來自於對精神健康的誤解。焦慮、失眠、情緒困擾，甚至長期的壓力，都是許多人可能面對的問題，而身心科的存在正是為了協助大家找到原因、改善狀況，而非判定誰「正常」或「不正常」。就像身體不舒服時會去看內科，心理有困擾時尋求專業協助也是合情合理的選擇。接下來，我們將帶你了解身心科的看診過程，以及醫師如何協助患者找回心理平衡。

為何醫師總是問「額外」的問題？

有些患者會疑惑，為什麼來到身心科看診時，醫師總是問很多額外的問題，比如說，明明是來看失眠，卻還要問家裡的住處和工作狀況？這的確是常見的疑問。以心悸為例，病人可能覺得只要說明心悸的狀況就好，但對醫師來說，我們想了解的不僅是症狀本身，心悸的頻率、強度、持續時間都是關鍵，以及什麼情況下發作、怎麼緩解、症狀是否有變化等，這些都很重要。除了心悸症狀發作外，心悸發作時是否伴隨著胸悶，或其他不適，比如左手臂或下巴的酸麻感。心悸是在靜止狀態還是運動時發作？是在工作中，還是與家人或伴侶有情緒波動後發生的？這些細節都能幫助我們更準確地診斷。

可想而知，心悸除了身體的生理因素，當下的情緒狀態也很有關聯。若患者前一天沒睡好、工作壓力大，或剛和伴侶爭吵，這些情緒波動都可能引發或加重心悸。這就是為何我們需要了解病患的生活情境和心情，而不單單是身體症狀。

當然，身心科醫師不會像填問卷一樣，把所有問題一股腦問完，有經驗的醫師會根據情況，一步步引導病患分享，讓他們感到放鬆和信任；有些醫師善於傾聽，患者在自然的對話中就會逐漸透露更多細節。所以，如果覺得醫師問了很多問題，其實這正是我們深入了解症狀、進行全面評估的過程。

來看身心科，是不是我有問題？

有些人會擔心，來看身心科是不是就代表自己是「神經病」呢？這是個常見的疑慮。其實，大家口中說的「神經病」，在醫學上大多指的是精神疾病，比如妄想症或幻覺等較為嚴重的症狀。像是有人會聽到不存在的聲音，甚至跟那個聲音對話，旁人看來就像自言自語，這樣的行為確實會讓人覺得怪異。

很多人擔心來看身心科，會被貼上「神經病」的標籤，其實這跟他們自己內在的恐懼有關。經歷了長期的痛苦、焦慮、睡眠問題後，患者往往會覺得自己變得不正常，甚至開始懷疑自己是不是快要發瘋了。這種害怕其實是一種對自身狀況的不理解。

其實，來看診不必過於緊張，醫師不會對你有任何偏見，醫師的任務是幫助你解決問題，而不是去貼標籤。初次見面時感到緊張是正常的，但放輕鬆，相信醫師的專業，身心科醫師看待每位患者都是一視同仁，不會因為你來看身心科就特別對待，並且重點是找到問題的根源，幫助你恢復健康。

看身心科就是聊聊天嗎？

有些人初次來身心科門診，是不是會以為治療就是跟醫師聊天呢？確實，這是蠻常見的情況。很多人覺得來到門診，跟醫師聊一聊就能解決問題，甚至有些人不想吃藥，只想靠聊天來改善狀況；聊天當然沒問題，但有些人會覺得只要隨意談論天南地北，打開天窗說亮話，聊個二、三十分鐘，就可以達到治療效果，但實際上，這還是因人而異。

當病人不多的時候，有些醫師會願意多陪病人聊一會兒，但那樣的聊天不等同於問診或治療；相反地，有的醫師會覺得，病人的時間也很寶貴，應該要在有限的時間內進行積極的問診和治療安排，況且，門診常常會被下一位病人打斷節奏，這對想要深入進行心理治療的人來說，其實是不理想的。若是想要有完整的心理討論，還是需要預約心理師的專門時段，這樣才能有不被打擾的時間進行深入對談。

再加上健保制度的設計，民眾的就醫習慣也會影響到門診的節奏，比如說，健保門診很難準時報到、準時見醫師，使得醫師問診過程就像飛機起飛和降落時間不確定一樣，如果沒有明確的時間和節奏，當然就無法達到理想的治療效果，整個過程就會變得不穩定，甚至難以預測。

如果要進行更有效率的治療，就和飛行員需要一個完整的飛行計畫一樣，醫師也需要有穩定的架構來安排治療流程。在健保門診的時間和節奏限制下，通常我們還是會以一般的問診為主，先確定症狀，再來做進一步的安排。

去身心科就診要跟醫生說什麼？

有些人第一次來身心科門診，不知道該說什麼，因此擔心會不會說錯話或講得不夠完整；別擔心，這是很多人都會有的感覺，其實完全可以理解。身心科醫師常常會跟病人說：「你今天是來看門診的，不是來參加演講比賽，講得沒有邏輯，前言不搭後語，這都沒關係，今天如果你真的百分之百沒問題，那你根本就不需要來看醫生了。」這麼一說，病人通常就會比較放鬆。

等到病人稍微放鬆後，醫師通常會鼓勵他們先把所有的疑問和不舒服的地方都說出來，不必覺得因為今天是來看恐慌症或心悸，只能講這些症狀。實際上，我們關心的通常不只是病情表面，而是整個人的狀態，所以，任何與你有關的身體狀況，像是頭痛、頭暈、腸胃問題，甚至一些運動時感到的身體異常，都可以一起討論。如此一來我們才能全面了解，篩選出重要的症狀，進行合併討論，然後擬定治療計畫，這樣才比較有方向。

講出所有心裡的煩惱，那病人會不會擔心，說了很多症狀就代表有很多病？這的確是很多病人的疑慮，他們會想：如果講了二十個症狀，是不是就代表有二十種病、要吃二十種藥？其實不會的。透過描述身體的症狀，我們能幫助病人更全面地回顧自己的生理狀態。而在醫師的引導下做一個系統性的回顧，不僅能有助於診斷，對病人來說，也是一個重新認識自己身體狀況的過程，這是一個很有價值的部分。

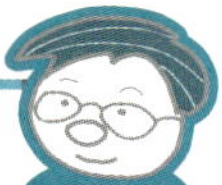

身心科醫師的叮嚀

身心科和精神科有什麼不一樣？

身心科就是精神科。身心科診所的大多數患者屬於輕症，例如常見的失眠、焦慮症、自律神經失調、適應障礙、恐慌症、憂鬱症等。而相較於診所，大醫院的精神科，尤其包括住院治療的患者，重大精神病患者的比例較高，例如思覺失調症、躁鬱症、精神病的急性發作等。無論是身心科或精神科，目前治療主流的第一階段是透過藥物改善腦部神經傳導，從而改善生理時鐘、自律神經、睡眠及情緒，繼而改善注意力、記憶力等。治療的第二階段如認知行為治療、心理諮商等，隨著療程進行，由醫師跟患者討論後安排。

10

一定要吃藥嗎？吃藥就要吃一輩子嗎？

有些人根本就不想吃藥，這該怎麼辦？很多人來到身心科門診時，對身心科問診方式很陌生，對治療的期望也充滿幻想，他們會以為只要把所有內心話都說出來，就能獲得改善：既然來看身心科了，那應該就是要透過說話來治療吧？病人會這麼想，甚至有些病人是受到其他科醫師的推薦來看身心科，但他們對身心科的治療方式並沒有真正的理解。

一定要吃藥嗎？不敢吃身心科的藥，怎麼辦？

病人並不知道，治療其實不僅僅是依靠談話，藥物更是一個重要的環節，特別是對於大腦和自律神經的影響，藥物往往能帶來第一階段的改善。但很多人其實不願意吃藥，而且不直接說出來，相反地，他們會開始問許多關於藥物的問題，比如藥物之間的差異、副作用、甚至從網路上聽到的恐怖故事，這些恐怖故事聽多了，就能了解病人其實是不想吃藥。

這時候，身心科醫師該如何面對病人不願意吃藥呢？醫師是怎麼處理這樣的情況呢？醫師通常不會強迫病人接受藥物，反而是讓他們了解關於藥物的專業知識，理解之後，再來決定要不要吃，甚至他們可以選擇只接受一部分，像是先吃一半的藥，或誇張地說，只吃微量（十分之一）。最重要是讓病人知道醫師開給他們的藥，只是多一個選擇，就算病人決定不吃，醫師也不會責怪他。

不吃藥的話就不會好嗎？

假使病人有選擇的空間，也不至於感覺被壓迫，那麼，如果他們真的不吃藥呢？其實，吃藥與療效的確正相關，但即使只吃一半的藥物，有時也能看到部分效果，甚至病人完全沒吃藥，然而下次回診時，病情卻不知不覺好轉了，醫師也會感到皆大歡喜，因為有時候結果比過程更重要。如果病人選擇吃藥，並且依照醫囑服藥，當然也是好的結果，重點是，他們有選擇的權利。

其實，開藥只是提供一個選項，如果醫師不開藥，那麼當病人回家後考慮再三，最終決定要服藥時，就沒有這個選項可以選了。所以，身心科醫師多半還是會先開藥，作為一個後備方案，這樣一來，病人會覺得自己是有主導權的，選擇的過程也變得比較輕鬆，不至於產生壓迫感。

吃藥是不是會上癮、一輩子依賴藥物呢？

有些人可能會問：「我願意吃藥，但是醫生啊，我該怎麼辦？我很怕會變成依賴藥物，甚至上癮。」現在的健保藥物安全性非常高，如果有引發依賴或成癮的疑慮，醫師會事先跟患者討論，再者，現代藥物的特色正如前面提到的，它是一種方便、經濟且有效的改善方式，當病人熟悉並理解這個藥物後，很容易會選擇持續使用，因為它能解決眼前的問題。

我們可以用交通方式的改變來比喻吃藥的效果，相信大家就很容易懂了。如果你以前每天要在大熱天裡走兩公里去搭捷運，後來你得到了一個工具，比如說摩托車，你騎摩托車去捷運站，過程就變得輕鬆多了。當你習慣這個工具帶來的便利性後，就很難離得開摩托車了，但這並不代表你對摩托車上癮。同時，醫師也會鼓勵病患，如果真的想要減少對摩托車（藥物）的依賴，可以考慮只騎到一半，剩下的路程用走的。雖然這樣的過程會比較費力，但還是能慢慢擺脫對摩托車的依賴，對吧？

所以，關於藥物的減量，建議是循序漸進，逐步減少對藥物的依賴。比如說，劑量先減半，或是將每天兩次改為只吃一次，慢慢降低頻率和劑量；當病人在減少用藥的同時，仍能感受到療效時，他們就會逐漸建立信心，有了這份信心，他們才會願意繼續嘗試進一步減藥的計畫。

藥物的副作用太強，怎麼辦呢？

有些病人會擔心身心科藥物的副作用太強，這該怎麼辦呢？這個也常常是病人向身心科醫師詢問的問題，不過現在的藥物相對安全，只要按照醫師的處方使用，基本上不會對身體機能造成負擔。但問題是，通常會分成兩種人：一類病人會希望醫師多開點藥，讓自己過得更舒適，此時醫師就需要替他們把關，避免他們因為過於方便用藥，或是因症狀帶來的不適而越吃越多，結果很可能會導致過度依賴藥物。另一類病人則完全相反，他們因為過度害怕藥物的副作用，甚至把一些與藥物無關的反應，也當成是藥物的副作用，最後導致治療停滯，繼續遭受著症狀的折磨。

面對病人對用藥所產生的懷疑、質疑和不安感時，醫師會採取較有彈性的態度，向他們解釋藥物的改善效果，但絕不強迫他們一定要吃藥，畢竟，服藥是不能勉強的。藉由醫師的說明、解釋，來傳遞支持與理解，而不是用更多的藥物知識，讓他們覺得一定得乖乖吃藥。

透過支持與理解的策略能有效推動治療嗎？通常，經過幾次身心科醫師提供支持與理解的門診治療，當病人踏出第一步後，如果他能夠站穩，就會繼續前進，治療也就能自然地一步步推展下去。

身心科醫師的叮嚀

藥吃完了，可以自己去藥局買嗎？可以跟朋友拿嗎？

不建議自行購買藥物，且有些藥物如管制藥品、鎮定劑、抗焦慮藥物等，藥局也沒有販售。也不建議跟朋友拿取藥物，除了每個人的配方多少有些不同之外，還有藥物保存期限等問題。藥物確實是一種方便、有效、經濟的治療方式，但不能因而輕忽使用的細節和潛在的副作用。因此，藥吃完了，應該盡快回診，請醫生評估治療效果，重新調整開藥。

11

為什麼吃完身心科的藥總會感覺疲倦、嗜睡？

為什麼吃了藥物會想睡？這個問題真的很常在身心科被問到，病人會懷疑自己是不是吃了讓人想睡覺的藥。其實在恐慌症的治療中，我們的目標是調和自律神經系統，讓它的機能自然恢復活力。這時候，有些人可能會感覺到有點累、想睡，這是因為平常他們並沒有注意到身體在休息、放鬆時的感覺。

區分三種不同類型的疲勞感

這種想睡的疲累感是怎麼來的呢？我常將這些感覺分成三種：勞累、疲憊和放鬆。第一種是體力勞動或運動之後的疲倦，這我們叫做「勞累」；第二種是長時間精神緊繃或用腦過度，我們稱之為「疲憊」；第三種是全身肌肉放鬆帶來的深層舒壓，這種我們叫「放鬆」。其實，這三種感覺是不一樣的，只是很多人沒仔細分辨過。

◆ 勞動後的身體疲勞

像是勞動或運動，消耗的是我們四肢的肌肉力量，比如爬山、跑步或重訓，這會讓你感到勞累。但這種活動，哪怕是出一身汗，心臟跳得再快，也是促進新陳代謝的一部分，並不會感到精神疲憊。這種勞累感來自於身體的循環，是一個相對正常的狀態。

◆ 精神疲憊與大腦的負荷

至於精神疲憊，這又是另一回事。典型的例子是辦公室上班族，一整天坐著，雖然體力沒有耗損，但精神跟情緒相當緊繃，長時間下來，大腦過度使用，因此會感覺極度疲憊。很多人以為只要睡一覺就能恢復，但如果長期消耗過度，睡眠再多也無法補足，這種狀況常常造成自律神經失調，導致各種身體不適。

◆ 深層放鬆的治療效果

那放鬆呢？放鬆是使得病人覺得想睡的原因嗎？沒錯，深層的放鬆狀態是我們想透過治療達到的，無論是藥物或非藥物治療，都有機會讓人達到這種身心放鬆的效果，但是，因為病人平常並未明確區分這些感覺，所以他們會誤以為那種累累想睡的感覺是藥物副作用，甚至擔心藥量太大，影響工作效率。

擔心藥物副作用、累累地想睡覺、昏沉沒力氣、走路不平衡等，確實會讓病人排斥用藥。在這種情況下，建議病人直接和醫師討論，看看藥物的種類、劑量或服用頻率是否需要調整；身心科醫師可以依據每個人的需求，量身打造治療方案，這樣才能讓病人既達到放鬆，又不至於影響日常生活。

為什麼一停藥後就復發呢？

有病人會問：「醫生，我吃藥後有改善，但為什麼一停藥就復發了呢？」這確實是病人常問的問題。藥物治療的確是方便、有效的主流方式，但它通常只是第一階段的治療方法，而病人往往期待的是一種理想狀態——不僅症狀完全消失，甚至比以前的狀態還要更好，且不再需要藥物協助。然而，從醫師的角度來看，治療是分階段進行的。

當病人問為什麼一停藥就復發，其實關鍵在於他們忽略了背後的長期問題，例如，有些病人可能在恐慌發作之前，已經有累積了數年的焦慮症狀，即使在開始服藥的幾個禮拜後，自律神經的修復有所好轉，但如果沒有解決根本原因，比如工作和生活中的壓力還在，停藥後復發就是很自然會發生的事。

完全治癒是很少數病人才能達到的嗎？沒錯，能夠在治療初期就立即完全治癒的病人並不多。有的病人除了吃藥之外，還會同時重整家庭生活、減少工作負擔，參加心理治療或尋求其他社會資源的協助，多管齊下，效果自然好。然而，這類病人是少數，大部分的病人還是需要循序漸進地花更多一些時間接受治療。

對大多數病人來說，最好的方式還是從固定的門診追蹤開始，與醫師討論藥物的使用，慢慢調整生活中的壓力源，這樣才能避免停藥後的症狀復發，達到更持久的改善。

明明有吃藥，但效果不好怎麼辦？

病人也常會問：「醫生，我明明有在吃藥，為什麼覺得效果不好呢？」

病人常對藥物抱有完美的期待，認為一吃藥就能解決所有問題，這是人之常情，但實際上，藥物沒那麼神奇。身心科醫師在門診時經常向病人解釋，藥物主要是幫助腦神經與自律神經逐步補充能量，讓機能慢慢調整。

假設你平時有三十件煩惱的事情，但日復一日地累積，你的大腦可能無法停止重複思考這些問題，導致原本三十件事膨脹到了一百件，這一百件事情占據了你的大腦，讓你無法冷靜，耗盡能量，然而其中有很多是重複的無效思考。藥物的作用就像是慢慢幫助你將膨脹到一百件的事情縮減一些，可能縮小百分之五到十，讓你感覺煩惱變少了，但依然還有九十件。隨著時間和耐心，藥物可以進一步減少你的負擔，但要記得，原本的三十件真實煩惱仍然存在，這些是現實問題，藥物無法直接解決它們。

藥物的輔助與心理師的引導，相輔相成

這時候，就要強調心理治療的作用了。雖然病人知道自己有三十件事需要解決，但往往

因為煩惱糾纏在一起，不知道從哪一件開始處理，此時，心理師可以幫助你整理這些事情的優先順序，協助你思考哪些是最重要的。

透過心理師的引導，你能更清晰地看待問題，並開始一件一件去處理那些真正需要解決的事情。

復原過程需要時間，腦部能量的補充和自律神經的調和都不是一朝一夕能做到的。如果想要加快進展的速度，靠的是你自己努力改變，而不是單純增加藥物的劑量。藥物只是一根拐杖，幫助那些在生活中感覺「跌倒」的人站起來。就好比你骨折了，復原需要時間，拐杖只是第一階段的支持，並不能依賴它一輩子。

最終的康復還是要靠自己逐步轉型，這不是光憑藉藥物就能達成的。

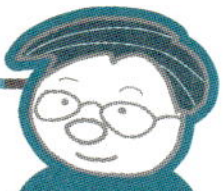

身心科醫師的叮嚀

我覺得我已經好了，可以不用回診，自己停藥嗎？

自己感覺有所改善，想要減藥、停藥，是很自然會有的想法。萌生這種想法時，可以跟看診醫師討論循序漸進減藥停藥的步驟與建議。過程中的不適要如何因應，也可以向醫師諮詢。藥物以外的輔助改善措施，例如運動紓壓或心理層面，都是看診時討論的重要項目，在中長期的治療中，這些比停藥議題來得更重要喔！

12

吃藥會傷身、不安全，吃保健食品比較好？

不少病人來到門診時會有這樣的疑惑：「醫生，你怎麼判定的？是隨便問幾句就替我開藥嗎？」事實上，很多人經過了漫長的掙扎才來到身心科醫師面前，述說他們長期心情低落，茶不思、飯不想，沒有動力、失去興趣，甚至晚上睡不著，產生負面的想法……不過，就算他們說了這麼多，並不代表他們已經準備好接受藥物治療。也許，病人他們可能只是來看看，試探一下環境，聽聽醫生的建議，想知道自己到底有沒有憂鬱症，卻還沒做好吃藥的決定。

其實，病人心裡有很多不同的想法，表面上想來問問而已，實則尚未下定決心接受規律的藥物治療。而且，很多人以為開藥只是針對單一的問題，比如失眠就吃安眠藥，憂鬱症就吃抗憂鬱藥，焦慮就吃抗焦慮藥等等，這些病人經常在拿到藥後，根據藥袋上的說明自行挑藥，覺得某些藥不適合自己，就乾脆不吃。這的確是常見的誤解。很多時候，病人並不了解這些藥物的作用可能是多方面的，他們只根據自己的理解來決定吃與不吃。

藥物是有效且重要的選擇

改善病情的方法有很多種，藥物是其中一項。發明藥物的科學家，其實是為了讓病人能快速地在第一階段或初期就有改善的感覺。他們得找出一個有效率的方式，其要求是：便宜、方便、效果明顯。因此，藥物確實有它的優勢，尤其是在有限情況下的改善。

◆ 經濟性

藥物的第一個特色就是「便宜」。比方說，有人晚上睡不著，去按摩一下效果很好，當天晚上就能睡得香甜，這確實不錯。但問題是，按摩需要花錢，而且不便宜，還得花時間。

你不可能每天去按摩，但你卻每天需要睡覺。相比之下，能夠幫助改善失眠的藥物就相對經濟實惠，畢竟每天按摩確實不太實際，而服用適量的藥物，則能以較低的成本達到穩定的效果。

◆ 方便性

藥物的第二個特色是「方便」。就算你有足夠的時間和金錢，可以天天按摩，但畢竟還是麻煩，你得去到按摩的地方，還要花上許多時間。相比之下，藥物攜帶方便，不受時間與地點的限制，可以隨身帶著，無論是出國、旅遊、出差，或是在深山、鄉下，都能隨時準備。對於忙碌的現代人來說，非常實際方便，不影響生活安排。

◆ 效果保障

許多病人會嘗試保健食品或其他未經科學驗證、聽鄰居朋友轉述的另類療法，但效果往往很不穩定。相反地，經過臨床試驗與科學驗證的藥物，則能提供更穩定的治療效果，確保病人能夠獲得實質的改善。

民眾對保健食品的迷思

許多人認為保健食品能改善健康問題，但這些產品的有效性真的經過科學驗證嗎？如果某種成分確實具有顯著療效，科學家早就會將其提煉、濃縮，製成藥物，確保效果穩定並廣泛應用於醫療領域。這正是藥物的關鍵特點——經過嚴格的驗證，能夠確保治療效果。

目前經過政府認證、獲得「健康食品（小綠人）標章」的保健食品僅有十三項，這些產品必須符合特定標準，才能真正被稱為「保健食品」。然而，市面上許多標榜保健功效的產品其實只是普通食品，並未經過正式認證，卻讓許多人誤以為吃了就能改善健康，陷入思考盲區。

事實上，科學與醫學的發展目標，是讓有效的成分變得更方便、經濟且能夠廣泛使用。如果某種物質的效果真的優越，早就被科學家研究並製成藥品，而不是只停留在食品或保健食品的層級。因此，在選擇健康產品時，應該理性看待，不要盲目相信未經驗證的保健食品，而應尋求真正經過科學驗證的治療方式。

然而，很多民眾覺得吃食品就好，認為有吃就賺到，甚至有些人以為自己吃的是昂貴的保健食品，而且在台灣，由於健保支付大部分費用，很多人反而本能地排斥藥物，覺得吃藥沒必要。這確實是一個普遍存在的問題，民眾對藥物的抗拒，有時是來自於對藥物的誤解。

醫生不是光開藥，而是協助病人找到合適的治療方式

許多患者來到身心科諮詢時，往往對藥物持保留態度，甚至自行篩選用藥或拒絕服藥，這主要來自於對藥物的誤解。實際上，經過嚴格驗證的藥物，其療效穩定且可預測，能夠幫助患者有效緩解症狀。醫師的角色不只是提供藥物，而是理解患者真正的需求，協助他們找到合適的治療方式，幫助他們減輕困擾、逐步回歸正常生活。

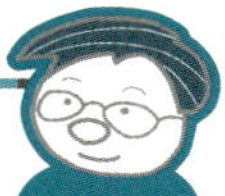

身心科醫師的叮嚀

什麼是保健食品？可以取代藥物嗎？

保健食品是指具有特定健康功效、可輔助維持身體機能的食品，但不具治療疾病的效果，因此不能取代藥物。經政府認證的保健食品，如台灣的「小綠人標章」或美國的「膳食補充劑」，須通過科學驗證才能宣稱特定功效。然而，市面上許多標榜健康的產品實際上只是普通食品，選擇時應確認是否經過官方認證，並諮詢專業人士，避免盲目相信廣告宣傳。

13

為什麼醫生治療後還要幫我安排心理師？

有時候在身心科門診時間有限的情況下，身心科醫師安排心理師會談是個很有效的方式。心理師能從專業且保密的角度，幫助病人重新爬梳內在的想法，特別是當病人有很多情緒和經歷需要詳細表達的時候。

為什麼恐慌發作要進行心理會談呢？

有患者因為無法坐電梯，曾困在電梯內恐慌發作，所以拜訪客戶時就算是三十層樓高，也要用走樓梯的方式上去。有患者不敢搭飛機，因遭遇亂流的恐怖經驗在腦海裡揮之不去，所以能不搭就不搭，倒也相安無事。

有患者對密閉空間感到恐懼，不敢搭乘捷運，寧願搭公車繞路，提早一小時出門，達成了某種妥協。有患者看到公司的 LINE 訊息就心悸恐慌，回想起被霸凌的過往。

有患者看到出殯隊伍的搖鈴聲響，某種焚燒的油煙味道，勾起童年模糊的不安回憶，因而恐慌發作。也有患者在家人臨終前，留在醫院日夜照料，導致後來醫院周遭環境跟捷運站音樂會觸發其恐慌不安。

每位患者都有專屬的恐慌情境，跟事件及內在情緒壓力相關，抽絲剝繭、釐清脈絡後，往往能逐步減少恐慌的頻率與強度，獲得長期改善。

透過自我覺察，學習表達內心的感受

有時候病人會覺得藥物沒效果，除了是實際結果與預期不符之外，還有一個常見的原因是，他們缺乏用語言來表達內在抽象經驗的機會。他們往往把內心的不安和焦慮，透過身體的不適表達出來，而這些身體上的不舒服，像是心悸、胸悶，甚至頭痛、頭暈，或者某個部位感覺怪怪的，這些症狀都是真實的，並不是病人想像出來的。不過，這些身體上的不適感，通常都伴隨著內心的焦慮和煩惱。因此，雙管齊下的治療方式會比較有效。

心理師和醫師協同合作，因藥物能幫助腦神經和自律神經進行能量調節，而心理會談則能深入到病人內在的情緒脈絡，切入潛意識，如此一來才能更全面地推進治療計畫。

如果病人對自己的情緒和內在感受很模糊，該怎麼辦呢？遇到這樣的情況時，最基本的就是要從自我覺察開始練習，而這通常需要心理師的引導。

在會談中，心理師可以一步步地教導個案，去發現自己當下的內在感覺，然後嘗試用各種方式表達出來。可以是用語言，也可以是圖畫、顏色，甚至是用音樂來表達，而這些多樣的表達方式，目的是希望能夠幫助他們揣摩和重現內心的感受。

認識情緒，練習與他人交流溝通

其實，談論內在感受並不容易，但它卻非常重要，因為有了足夠的心理架構，才能慢慢累積出更高層次的心靈力量。舉個例子，當我們要表達溫度，很多人會直覺去看溫度計上的數字，以這樣的方式來理解溫度，但如果要用語言、圖畫或音樂來表達這種溫度感，就變得困難了，對吧？同樣地，揣摩和描述情緒狀態也是如此。

另一個簡單的比喻是，當你去香水店挑選香水，除了用鼻子去選擇自己喜歡的味道，若進一步嘗試用文字描述及區分香水的氣味，這就像在練習表達內在的心理感受。

心理學有很多專門術語，練習這些術語，不僅可以讓自己更了解內在抽象的情緒，還能夠用來與他人有效溝通。就像醫生在醫學上有專業術語，能讓同行之間快速溝通一樣，理解心理學的術語，也能幫助我們在與他人交流時產生共鳴，而這種交流能夠帶來支持和信賴的力量。

從身體訊號與旁人回饋看見改善

當病人覺得藥物沒有效果時，身心科醫師會先從客觀角度來評估他們的改善狀況。

比方說，有些病人第一次走進診間時，眉頭總是深鎖，這在醫學上有個術語叫做「Omega眉」，因為他們的眉頭緊繃得像是希臘字母Ω（Omega）的形狀。但經過幾次治療後，我便發現他的眉頭不再那麼緊繃，表情也放鬆了。雖然病人自己可能沒有察覺到這些變化，這時，醫師會回饋告訴他們這些細微的改善，讓他們知道治療其實是有幫助的。

除了自己的感覺外，自我評估並不容易。身心科醫師問診時也會建議病人去問問身邊的人，比如家人或同事，看看他們有沒有發現自己產生什麼變化。可以問一問旁人：我最近的精神狀況如何？睡眠是否變好？說話的語氣是不是變得更有耐心？情緒是否變得比較穩定？這些來自於旁人的觀察，往往能幫助病人更清楚地了解治療的初期效果。

治療沒有效果？可能是病人沒發現自己變好了！

此外，有一個常見的盲點是，病人在最初幾次來門診時，因為自律神經不穩定，身體可能出現很多不同的症狀，常常多達十幾個，身心科醫師會逐一記錄，且在後續治療中與病人對照。但問題是，病人在症狀改善後，常常會忘記自己曾經那麼痛苦。例如，心悸的問題好了之後，他們可能完全不記得之前有多擔心自己會突發心臟病，甚至還跑去急診室。藉由回顧過往，透過今昔對比，便能讓病人意識到其實改善已經很顯著了。

有時候，病人抱怨藥物或心理治療沒效果，並不是真的無效。其實，如果真的完全無效，他們可能早就不再回來了。這些抱怨往往隱含著他們渴望更快康復的願望，所以聽到抱怨時，不必急著更改處方，反而應該仔細聆聽，探索病人潛意識裡的訴求。貿然換藥可能打亂已經開始發揮作用的治療進程。

病人的抱怨，表面上似乎是對藥物或治療的不滿，但其實背後蘊藏的是對於康復的強烈渴求。誰不希望自己能快點好起來呢？如果我們能讓病人理解，他們的抱怨其實是希望自己變好的動力表現，那麼，這股積極的力量就能轉化為支持他們繼續治療的動力。

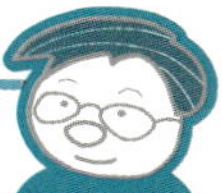

身心科醫師的叮嚀

諮商心理師和臨床心理師有什麼不同？

諮商心理師的主要業務是心理諮商，從會談中給予個案協助。以情緒為例：協助個案覺察自己經常不自覺忽略掉的小小情緒，發現之後就能加以辨認區分，因為有時候最強烈的表面情緒並不是最深層的核心情緒。此外，也協助病患透過語言和非語言的方式表達情緒。臨床心理師的主要強項在於心理測驗工具量表。例如情緒的型態是屬於躁鬱型、精神病型還是人格型，並藉由量表來評比等級。

14

憂鬱症、恐慌症，這些病都跟情緒有關嗎？

沒經歷過恐慌的人，真的會理解什麼是恐慌症嗎？要理解恐慌症確實很難，就像沒失眠過的人無法真正理解難以入睡的那種焦慮與煎熬。儘管這些症狀其實非常普遍，但對很多人來說，恐慌的感受是完全陌生的。有些患者經歷恐慌，卻完全不知道自己有恐慌症，他們總是以為身體出問題了，像是心臟有毛病，甚至反覆去做心電圖檢查，卻還是不肯相信是心理問題。其實這很常見，恐慌症就和焦慮症、憂鬱症一樣普遍，只是很多人毫無意識到自己陷入了這樣的情況。

我們試著從另一個角度，讓讀者了解身心科醫生評估病人的思考邏輯。也讓大家知道醫生並不是看到什麼症狀就開哪種藥，而是透過不同的問診方式，全面評估、評斷病人的核心症狀與需求，提出整合判斷與藥物處方，而不是頭痛醫頭、腳痛醫腳。

是心情不好，還是憂鬱症？

從醫師角度來看，若患者的恐慌症合併憂鬱狀態，該如何判斷患者究竟是心情不好、憂鬱情緒，還是已經到達了憂鬱症的程度呢？

情緒反應跟面對的情境有關。一個人經歷了難過的事，會自然而然地感到沮喪，甚至可能連帶影響到其他生活中的快樂時刻，這都是正常的情緒反應。有時候人們透過行動表現出來，比如變得急躁，掉眼淚，甚至在人際互動中顯現出來，這也都是正常的情緒範圍，是人性使然。但有些人可能會把情緒壓抑下來，埋在心裡，久而久之，可能就會爆發出來。當情緒反應超出平常的範圍時，才會讓醫生考慮是否需要更深入的治療或藥物介入。

什麼時候會讓人覺得自己有憂鬱症？通常是當他們感到特別難過，且這種難過的感覺持續而深刻，可能連他們自己也會覺得不對勁，但又不確定是不是憂鬱症；這時候，帶著不確定的心情來看身心科，身心科醫師或心理師會引導病患思考：心情不好是一回事，憂鬱情緒又是一回事，但憂鬱症是一個更嚴重的病理狀態。

身心科醫師會幫助病患區分出心情差和憂鬱症的差別，這樣一來，才能幫助他們正確地理解自己的情緒，進而提供有效的支持。

從病患的主觀感受出發

有時候病患會問：「我到底有沒有憂鬱症？」其實，病患的主觀感受很重要，因為討論的是個人的感受和面對到的困難，來診病患會期望身心科醫師能給他們一個確切的診斷答案，但其實，身心科醫師更關心的是他們的整體狀態，而不是單純的病名。

經歷困境並不等於疾病，比如說，親人過世讓病患很難過，但這不代表他必須被診斷為憂鬱症；或是一位癌症末期患者，若因病情感到沮喪，這也是再正常不過的情緒反應，不會因此就對每位癌末病人貼上憂鬱症的標籤。又好比一位高中生打籃球輸了比賽，情緒低落幾天，我們也不會只因為他失敗後的反應較強烈，就說他一定有憂鬱症。身心科醫師不會根據單一事件來判斷一個人的心理狀態。

假如有人失戀後痛苦不堪，甚至好幾個月走不出來，這又該怎麼判斷？身心科醫師不會簡單地說：「你只是失戀而已，不夠資格成為憂鬱症。」醫師會從他的主觀感受去理解，而不是從外在情境來判斷。當病患來找我們時，我們討論的不會是學術名詞或醫學代碼，而是他們的感受和困擾。

醫療目標與支持

醫療的重點是幫助病人減少痛苦，讓他們逐漸恢復到更好的狀態，這是身心科醫師會想和病患討論的目標，在這個過程中，有時候會涉及藥物治療，用藥的策略很多，而除了藥物，心理層面的支持也是關鍵，比如認知行為治療或動機式晤談。但在這些治療開始之前，我們會先傾聽、同理，讓患者感受到支持，這是治療的基礎。

因此，身心科醫師常常需要深入了解病人的背景。一般通常會從病患的原生家庭、童年經驗開始詢問，然後再看現在的生活狀況，像是人際關係、工作壓力、經濟條件等方面，這些都和病人的認知、情緒、行為息息相關，甚至很多時候，病人的表層情緒像是憂鬱或焦慮，背後都有著複雜的故事，這些故事不一定是他們會主動提出來的。

處理最直接的困擾

當病患問我「醫生，我有恐慌症，但我應該沒有憂鬱症吧？我不覺得耶」的時候，醫師通常會先引導他們去檢視自己的情緒變化，然後再探討表面的恐慌發作臨界點及潛在的焦慮、憂鬱情緒。這樣一來，患者也更容易理解自己當下的狀態。

所以，身心科醫師通常先從病人眼前最困擾的問題開始。比如說，有些病患會抱怨失眠，或是淺眠、多夢，這是他們最直接的困擾，因此醫師會先處理這些具體問題，然後再深入探討他們的情緒變化和日常精神狀態；先解決他們的急迫問題，再來討論是否需要改變他們的行事風格、個性，或是和他人的互動方式，這樣的治療方式比單純告訴他們「你有恐慌症合併憂鬱症，吃藥就會好」來得更有效。治療目標不是簡單地治療症狀，而是幫助病人從生活中逐漸改善。

醫師和病人溝通時，其實是在將複雜的醫學症狀轉譯成他們能理解的語言。讓這些語言和他們的生活連結起來，這樣才能更深入地探討他們的情感和痛苦。醫師關注的往往不是單一的診斷，而是病人面對的困難和生活中的挑戰；而透過日常生活的對話和淺白易懂的溝通來制定治療計畫，不能只靠醫師來決定，病人的感受和期望，與醫師提供的建議方案，必須要互相共同調整，才能達到最好的治療效果。

TEST

憂鬱症、焦慮症、恐慌症自我檢查表

若自己符合以下多數症狀，建議至身心科由專業醫師進一步評估。

憂鬱症

□長期且持續情緒低落或沒感覺到開心歡樂。
□對生活沒動力沒盼望。
□原本有興趣的事也變得無感。
□沒信心且自責內疚，產生挫折感、無望感。
□無法集中精神，容易猶豫不決或一件事想很久，陷入循環。
□吃不下、睡不著，吃喝拉撒的基本生理功能惡化。
□即使是只是瞬間，開始產生負面意念。
□周遭同事或家人慢慢察覺我在工作或人際關係上的變化。
□個人的情緒變化已經影響到與他人的互動，甚至產生衝突。

焦慮症

□緊張焦慮、坐立不安。
□擔心的事情盤據腦中。
□小事情也擔心個沒完。
□無法放鬆下來。
□焦慮到情緒相當煩躁。
□預期我擔心的事情會演變成可怕的最壞結果。
□身體到處不對勁，例如肌肉緊繃、不自主顫抖。

恐慌症

突如其來、毫無預警地發生以下至少四種現象：
□心臟亂跳
□流汗異常
□身體發抖
□呼吸困難
□快要窒息
□胸痛
□腸胃強烈不適
□頭暈目眩
□潮熱畏寒
□手腳發麻刺痛
□靈魂跟身體快要分離，或感覺不真實。
□快要失去自我控制
□害怕自己快要死掉

15

為什麼同樣的病名，每個人的治療方式卻不一樣？

身心科醫師彼此之間詢問對某個病人做出什麼診斷的時候，會簡單地說他有憂鬱症、焦慮症、恐慌症等等，這是因為彼此討論時，可能沒辦法完整解釋病患一整個生命故事或內在經驗，只能用簡單的醫學術語來說明，方便醫師們快速溝通，對症下藥。這些名詞固然簡化了病人的故事，但在我們醫療內部，這是必須的，因為我們要高效率地分享資訊，才能給予病患完整的幫助。

健保的疾病代碼簡化了病人的故事

另外，還有健保制度的問題，醫師之間用這些名詞來做簡單的病情溝通，但和健保局的系統對話時，它就變成了數字代碼；這些代碼代表診斷、藥物和治療策略，記錄在病歷上，然後上傳到健保電腦系統。就像醫療用語簡化了患者的故事一樣，健保局的代碼也是為了符合制度需求，但這樣的簡化，有時可能會讓病患感到困惑。

憂鬱症、健保制度和病患感覺到憂鬱無力感，我們可以用這樣的比喻來說明：到牛肉麵店點一碗半筋半肉的牛肉麵，這就像是病人和醫師之間的直接溝通，簡單明瞭；但在廚房裡，廚師跟同事溝通時可能會簡化成「半筋牛一碗」，對方也立刻能明白；而對於衛生局或健保局來說，牛肉麵的成分標示需要精確到每一個細節，用來確保一切合規，所以，病人的診斷代碼其實只是為了滿足健保系統的需求，而非完整的病人故事。

有時候，病人查看自己的健保卡資料時，會在發現這些診斷代碼後感到疑惑，有些病人會跑來問醫師：為什麼自己會有這樣的疾病代碼？其實，這只是為了對應治療方案所需的藥物處方，而不一定完全代表他們的病情。這是醫師和病患的雙向溝通過程，病人有權知道，但也需要醫生幫忙解釋，而這些代碼背後的意義，並非他們所想的那麼絕對或固定。

從感受情緒困擾，到走進身心科求助

病人最終是如何做了來看身心科門診的選擇？通常，一個人遇到挫折，或是遭受責難、痛苦時，可能會產生普通的難過，但不等於他會立刻覺得自己非常難過，甚至可能會先擱置不處理。即使情緒從輕度難過變得非常難過，他也不一定會馬上感覺到困擾，有時會先選擇忍耐，可能會將這個困難排在生活中其他更迫切的事務之後，等到無法繼續忍受，才會想到來看身心科。

然而即使忍耐不住了，病人可能會先選擇發洩，而不是立刻求助醫療。很多時候，他們會對自己說：「我知道情緒很糟，但真的沒有時間去看醫生。」這種情況很常見，就像我們身體不舒服時，也不一定會馬上請假，我們可能先吃藥、喝水，休息片刻，不覺得非得立刻去處理這些不適；而心情不佳就像感冒，出現情緒上的困擾時，我們不見得會在第一時間去看身心科，也常常是先忍耐自己的情緒不適。

所以，即使一個人心情非常不好，也不一定會放在第一順位去處理，他可能會先自己想辦法解決，或是嘗試用其他方式讓自己舒服一些，比如請個假出去玩，和朋友聊聊天，吃頓大餐等等，不見得會覺得非得來看醫生。大部分人會選擇先用自己認為行得通的方式應對，只有當所有的方式都無法緩解時，才會真正走進診間。

開啟一條艱難但勇敢的治癒之路

等到病人真正來看身心科時，其實能想像他已經經過了很多次的猶豫和自我調適。病人常告訴我：「醫師，我其實住在附近，知道你們這裡開業很多年了，但我一直拖著沒來。其實這些症狀困擾我很久了。」病人能夠踏進來，其實是經歷了漫長的內心掙扎和暗自承受，這背後的原因和過程，往往比我們想像的更複雜。

延續這樣的想法，當一個病人終於掛號來見身心科醫師，他走進診間，哪怕他只是輕描淡寫地說自己心情不好，甚至非常不好，又睡不著，身為身心科醫師都會意識到，這不是個隨便的決定。他不是無意間走進來的，他是經過醞釀之後才決定來求助的。繳了掛號費，這個舉動本身就代表著他已經掙扎過一段時間。

真正了解病人的醫師，會明白他們經歷過很多考量，最終才選擇來到身心科門診，無論前來的原因是失眠、焦慮，還是憂鬱。這時，我們的診斷標準就需要有點彈性，因為他們是經過了深思熟慮後才出現在這裡。

每個病患處於不同情境，治療沒有標準答案

正在讀這本書的你，可能只是偶然翻到這頁，對憂鬱症有點好奇。你也許是被書的封面吸引，或是為了打發等待的時間或無聊才開始閱讀，這些是一種探索知識的動機，和病人主動掛號來診間完全不同。

病人可能猶豫了很久，甚至是不想來就診，最後被家人勸說拖過來的。這兩種情境、動機的差異極大，了解這兩者的不同，能幫助我們避免把書上的資訊直接套用在所有情境中，否則的話，這樣做很容易產生誤解，因為每個病人的故事都有所不同。

不同的場景、不同的對話背景，套用單一的知識往往是不恰當的，所以我們不應該期待一個標準答案，就像本書第四部分中的案例，呈現出心理師和病患的對話，希望藉此能觸發讀者一些新的思考，這才是醫師與患者合作討論、推展心理治療的核心所在。

當我們開始意識到，原來各種診斷名詞，包括恐慌症、焦慮症、憂鬱症等，在不同的情境下會有不同的含義，比如說我們跟朋友談論時，與醫生討論時，甚至在書中讀到時，都有著差異，這就是思考的彈性。

當一個人被觸發這樣去思考，他已經跨出了改善的第一步。對這些不同語境下的微妙變

化有所理解，就能讓我們更靈活地看待這些身心科的診斷名詞，或是深層內在的心理困擾。

除了對症下藥，更重要是因人而異

身心科醫師使用憂鬱症、焦慮症、恐慌症這些名稱，主要是為了醫療溝通和符合健保系統的需求，但這些診斷名稱並不代表病人的全部故事。每個人的經歷不同，治療方式自然也不可能千篇一律。

有些人需要藥物輔助，有些人則透過心理治療、改變生活習慣或尋求社會支持來改善。即使是相同的診斷，適合的治療策略也會因個人狀況而不同。重點不在於病名，而是找到最適合自己的調適方式。

真正重要的是，理解自己目前的狀態，並願意嘗試不同的方法來幫助自己。治療並沒有標準公式，每個人的步調不同，唯有找到適合自己的方式，才是通往改善的關鍵。

身心科醫師的叮嚀

怎麼樣才算是治好了，不用再回診？

以治療目標來說，最重要的是患者主觀感覺自己改善許多，包括症狀減輕與頻率下降。即使持續服藥，但只要自覺改善許多，就達到了治療目標。反之，沒吃藥也沒回診，卻感覺過得很糟，甚至更糟，這就偏離了治療目標。主觀感受不代表自行決定，可以多跟家人朋友及看診醫師討論。「不用再回診」之前，也許可以折衷，討論拉長回診區間，例如三個月回診一次，甚至是半年一次。

第三章

恐慌發作自救方法

透過規律的呼吸訓練，
你能逐步建立內在穩定感，
在情緒波動時更容易掌控自身狀態，
減少恐慌帶來的不適感。

16

四種呼吸放鬆技巧，讓身體維持平靜

假設你正在門診接受治療並穩定服藥，但偶爾還是會感到緊繃、恐慌，甚至出現呼吸不過來的感覺。雖然每次快要發作時，服用一顆藥能讓狀況緩解許多，但你也希望透過其他方法讓自己狀態更穩定。這時，最先建議的就是平時練習調控自己的呼吸，透過穩定的呼吸練習，幫助身體在緊張時快速回到平衡狀態。

應用呼吸放鬆技巧，穩定自己的身體節奏

當感到恐慌即將來襲時，最常出現的狀況之一就是覺得自己吸

不到空氣，進而加深恐慌感。因此，平時練習穩定呼吸，能讓你在關鍵時刻更快找回掌控感。建議將呼吸練習融入日常，例如早晨起床、睡前或開會前，練習慢慢吸、慢慢吐，讓身體熟悉這種節奏。當你感覺呼吸困難或恐慌發作時，就能快速回憶並應用這種呼吸方式，幫助自己穩定下來，如同日常的身心保健。

如果開始感到不適，例如頭暈、緊繃或輕微恐慌時，有意識地放慢呼吸節奏，專注於「慢慢吸、慢慢吐」，讓身體逐漸放鬆。尤其在容易引發焦慮的時刻，例如開會前，提前半小時找個安靜的地方，如辦公室或洗手間，專注地練習這個過程。透過這種方式，你能在恐慌真正來襲前，先一步找回掌控感，穩定自己的節奏。

以下是幾種不同的呼吸放鬆方法，你可以選擇最適合自己、最容易融入日常的方式：

1 「4－7－8」呼吸法

請閉上眼睛，有意識地強迫自己專注：

- 吸氣4秒：心中默念1、2、3、4，用鼻子慢慢地吸入空氣。
- 屏住吸呼7秒：心中默念1、2、3、4、5、6、7。

◆ 吐氣8秒：慢慢地吐1、2、3、4、5、6、7、8。

◆ 重複做10至20次，重點在緩慢的節奏。

2 保護呼吸法——想像自己在安全環境中練習呼吸

日常生活中充滿了各種讓人身心緊繃、壓力倍增的情境，例如老闆緊迫盯人的工作進度、人事變動、婚姻與家庭關係的轉變等。當感受到壓力時，不妨試著想像自己置身於寧靜的山林、潺潺溪流、遼闊的草地，或屬於自己的秘密基地，讓身心進入放鬆狀態，並開始練習呼吸：

◆ 定錨設想自己處在身心放鬆的情境：定錨是想像身處令你安心的環境，這麼做有助於快速放鬆，若想像困難，可搭配照片、音樂和精油提升氣味，增加臨場感。

◆ 吸氣4秒：心中默念1、2、3、4，吸入新鮮的空氣，感受自己的節奏。

◆ 屏住呼吸4秒：心中默念1、2、3、4，讓空氣在胸腔內流動。

◆ 吐氣4秒：慢慢吐氣，同時默念1、2、3、4，想像自己吐出了心中的緊張和壓力。

◆ 屏住呼吸4秒：屏住呼吸，心中默念1、2、3、4，讓身體適應放鬆的節奏，並想像

4-7-8 呼吸法

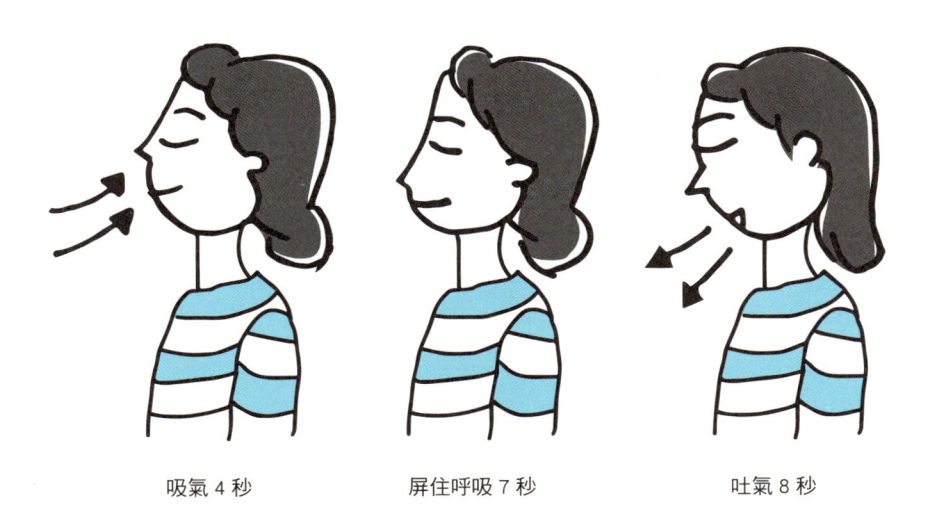

吸氣 4 秒　　屏住呼吸 7 秒　　吐氣 8 秒

自己處在安心安全的環境中。

◆ 吐氣4秒。

◆ 重複做10至20次，直到真正放鬆為止。

3 腹式呼吸

◆ 將手按在胸部、腹部：躺下，一隻手放在胸口，另一隻手放在腹部（以最直覺的方式放在胸部、腹部，特別是你最常胸悶或腹痛的位置）。

◆ 吸氣：緩緩吸氣，想像將空氣吸入腹部，讓腹部鼓起來，這時橫膈膜下壓，胸腔擴大，空氣就能進到肺的深處。

◆ 吐氣：慢慢吐氣，想像要將腹部中的空氣排出，回到原來的位置。

◆ 重複做10次，且每一次吐氣比吸氣更長一點點，直到真正放鬆為止。

4 使用「自我安撫語」或「媽媽語」引導呼吸

詢問你身邊信任的人，如伴侶、好友、父母或你重視信賴的人，將他們對你的支持錄成

腹式呼吸

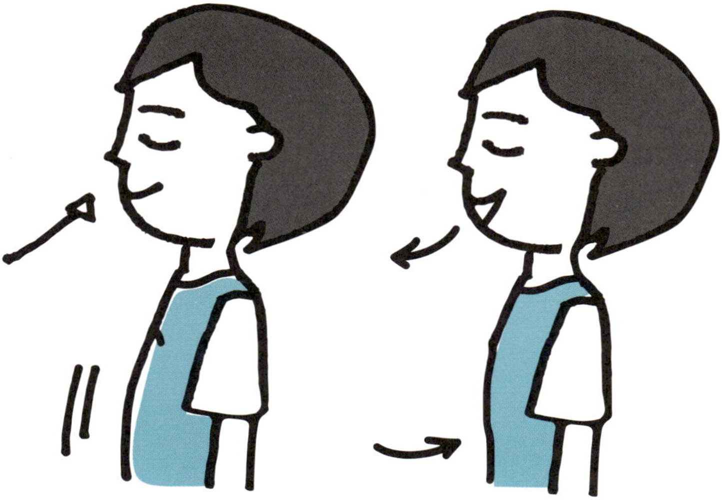

將氣吸入腹部，
讓腹部鼓起來。

慢慢吐氣，
將腹部中的空氣排出。

音檔，成為你的平安符，如邀請他們說：「你能吸入平靜」、「你會慢慢變好」、「我相信你會變好」、「我陪你度過一切」，或是把平常最鼓舞自己的一句話錄下來，成為安撫自己的「媽媽語」，另外也能將對你重要的人合照放在身邊，讓你在面臨恐慌時，放出錄音聆聽、看著照片並搭配呼吸，如此漸漸能安撫自己的身心：

- 吸氣4秒，搭配安撫錄音在心中重複想「我會好」、「一切會沒事」、「我是被支持的」。
- 吐氣7秒時，在心中重複想「我會好」、「一切會沒事」、「我是被支持的」。
- 重複10至20次，直到真正放鬆為止。

綜合呼吸方法，打造專屬自己的呼吸

除了分別練習上述的方法，你還可以打造個人化的呼吸節奏，嘗試區分不同的緊繃情境，適合搭配那些呼吸，例如：如果恐慌來得很快，先用4－7－8呼吸法。如果還是呼吸不順，嘗試使用保護呼吸法。當心跳漸漸變慢後，開始腹部或延伸吐氣，幫助身體進一步放鬆。最後，可以搭配自我安撫語或媽媽語，讓自己更有安全感，達到身心平穩的放鬆狀態。

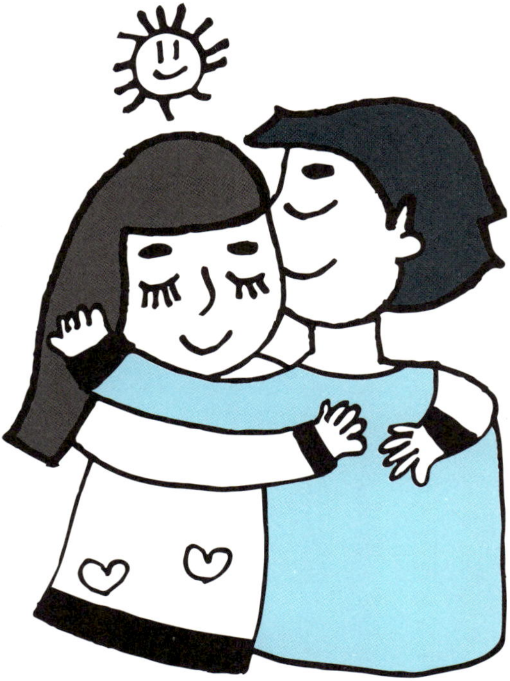

與重要他人的合照

17

身體掃描，透過覺察減少焦慮與壓力

前一章的呼吸放鬆技巧熟練之後，可以繼續練習進階版本的身體掃描，進一步幫助整個身心放鬆。若沒有經過呼吸練習就直接做身體掃描，你可能會覺得肩膀痛、腰痠、頭痛，甚至全身痛，發現自己身體堆積好多穢氣，更不舒服，那是因為平時沒有放鬆過且心中壓力沒有真正釋放，呼吸和放鬆並沒有深入到身體內部，所以，進行身體掃描之前，要先確保自己能掌控呼吸（建議先看第16篇）。

什麼是身體掃描？

身體掃描（Body Scan）是一種正念冥想（Mindfulness Meditation）技術，目的是增強對身體的覺察力，幫助放鬆並減少壓力。它的核心概念是讓人專注於當下，逐步感受身體的不同部位，從頭頂到腳趾，細心觀察壓力、疼痛、僵硬或緊繃的感受。透過這種方法，引導自己將注意力回到當下，減少對身體不適或恐慌症狀的過度解讀。例如，當你察覺心跳加快時，透過身體掃描，你可以將焦點從「我快要死了」轉變為「我感受到胸口跳動，這只是身體的自然反應」。長期練習身體掃描，有助於減少焦慮、改善睡眠，提升身心平衡。

身體掃描的步驟

你可以在恐慌發作時使用，或者作為每天練習，讓身體習慣這種放鬆的狀態。

步驟一：找一個安靜安心的地方坐下或躺下

步驟二：專注呼吸

◆ 先做幾次「4－7－8呼吸法」，請閉上眼睛，強迫自己專注。深呼吸有助於穩定心跳，讓身體先進入較為放鬆的狀態。

- 吸氣4秒
- 屏住吸呼7秒
- 吐氣8秒
- 重複做10至20次

步驟三：從腳趾開始掃描

現在，想像你的心是一個手電筒，將你的心（手電筒）、你的注意力放在腳趾上，問問自己：

- 我有感覺到我的腳趾嗎？
- 它是溫暖的？冰冷的？麻麻的？緊繃的？
- 如果有緊張感，我可以讓它放鬆嗎？
- 想像呼吸流向這個部位，讓它慢慢放鬆，將你的心、你的注意力放在關照腳趾，搭配著「4－7－8呼吸法」，慢慢地吸入空氣、屏住、慢慢地吐氣，想像你的腳趾會慢慢放鬆。

步驟四：依序掃描身體

按照以下順序，慢慢將你的心、你的注意力從下到上進行掃描：

- 腳趾→腳掌→小腿→大腿
- 臀部→腰部→背部
- 肩膀→手臂→手掌
- 頸部→下巴→臉部肌肉（尤其是額頭、眼睛、嘴巴）

當你掃描到每個部位時，問自己：這個部位感覺如何？是否有緊繃或不適？我可以動一動讓它稍微放鬆一下嗎？搭配呼吸後這部位是否稍微放鬆了呢？注意，不需要「強迫放鬆」，只要「覺察」這個部位的狀態即可。

恐慌發作時的身體掃描技巧

如果你處於恐慌發作，可以調整方法：

- 從「最不緊繃」的地方開始（例如手指、腳趾、臀部或背部等），避免一開始關注胸口

身體掃描

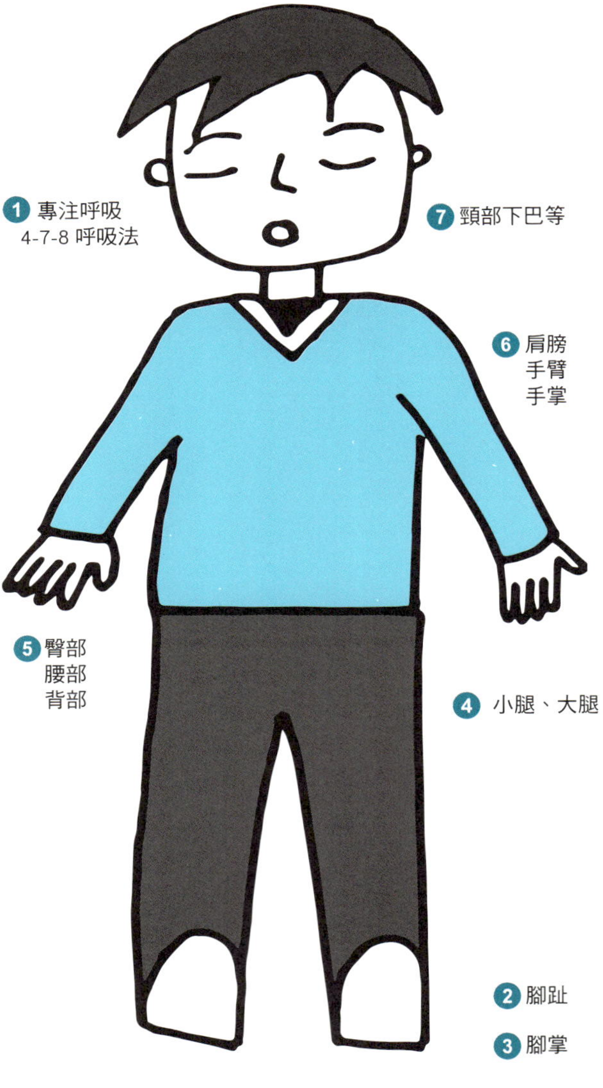

或心臟，因為這些部位是恐慌症強烈的、不舒適的部位，當你恐慌發作而關注這些部位反而會讓你更焦慮。

- 用自我安撫語安撫、提醒自己：「這只是身體反應，它會過去。」
- 配合緩慢的「4－7－8呼吸法」，讓身體與大腦同步放鬆。

如果注意力容易渙散該怎麼辦？

身體掃描是一種非常有效的放鬆與減壓方法，如果注意力容易渙散、無法持續專注，這是很常見的情況，尤其是對於焦慮或恐慌症者。不用擔心！注意力分散並不代表練習失敗，這本來就是一個需要慢慢培養的能力。如果你發現自己很難專注超過5分鐘，可以先從1至2分鐘開始掃描，等適應後再慢慢延長時間，要記得，短時間但規律練習，比長時間但難以專注更有效。建議作法：

- 先從掃描三個部位（如腳趾、手掌、額頭）開始，不用一次做完整的身體掃描。
- 身體掃描前先聽輕柔音樂，減少雜念干擾。
- 搭配觸覺，如進行身體掃描時針對每一個部位按摩、熱敷、觸摸部位。

- 練習2至3分鐘即可，不需要強迫自己一定要達到10至20分鐘。
- 採取接受心態，不需要完美，只需要覺察即可。
- 搭配瑜珈或輕微運動讓身體掃描更加動態有趣。

如何讓身體掃描更有效？

1 每天練習5至10分鐘，讓大腦習慣這種放鬆模式。

2 結合正念（Mindfulness），搭配冥想、溫和伸展運動或瑜伽。

3 聆聽「韓瑞克森肌肉放鬆訓練」影片：如果覺得難以專注，可以聽引導影片，如柏樂診所錄製的「韓瑞克森肌肉放鬆訓練」練習。

4 寫下每日掃描身體的感受，在日記中記錄身體掃描後的狀態，幫助追蹤自己每日的狀態或進步，鼓舞自己。

「韓瑞克森肌肉放鬆訓練」練習

如果不知道如何開始放鬆，建議可以搭配影片一步一步跟著放鬆身心，影片連結：

18

利用洪水療法或減敏感法，找回控制感

恐慌發作時不只是強烈生理不舒適，還伴隨高強度的心理壓力，如越來越不喜歡自己的個性怕東怕西，或發現自己過得越來越拘謹等。想克服恐慌感覺，但又苦於找不到方法，你可以試試以下階段性的小步驟，幫助你慢慢地找回屬於自己的控制感。

洪水療法：直接面對最激烈的恐懼

「洪水療法」（Flooding）是一種暴露法（Exposure Therapy），讓個人直接面對最激烈的恐懼，直到恐慌自然消退。洪水療法的原理是根據人在面對恐慌時，生理和心理上會產生極大的恐慌焦慮反應，然而，由於恐慌是心靈的發燒反應，不可能無限持續下去，通常會在一段時間後自然減弱，這稱為習慣化。洪水療法的目標，就是讓大腦學習到「即使待在恐懼情境中，危險也並未發生」，從而減少恐懼強度。

洪水療法應用在恐慌症的原則：

- 直接暴露於會產生恐慌的情緒：如封閉空間電梯、擠滿人群的捷運或搭飛機。
- 刻意引發強烈生理症狀：如心跳加快、胸悶、喘不過氣等，讓自己感受到恐慌發作的感覺。
- 長時間待在恐慌發作的狀態中，直到焦慮自然下降。

當你感到恐慌時，出現像是胸悶、心悸、甚至感覺快要死掉，可能會讓你想起過去半夜叫救護車送急診的經歷，這時，你可以選擇直接去醫院急診室，但不一定要掛號治療，只是在旁邊的椅子上坐一會兒，讓自己感受到安全感。也可以在醫院的美食街或鄰近的咖啡廳停留，因為這裡離急診很近，讓你有隨時能求助的安心感。這種行為或許看起來有點荒謬，甚至有點好笑，但正是這份「荒謬感」能幫助你重新審視自己的恐慌——它真的那麼可怕嗎？還是我無意中放大了這種感覺？

畢竟，如果真的那麼嚴重，為什麼此刻你還能坐在急診室，卻沒有掛號看醫生呢？這種荒謬的反差能帶來放鬆，並幫助你**逐步適應**，降低對恐慌的敏感度，並讓自己慢慢儲備應對未來突發恐慌的心理能量。

減敏感法：階段性接觸恐懼情境

減敏感法是運用暴露法中逐步地接觸恐懼情境，讓大腦習慣恐懼的刺激，進而降低恐懼反應。以下是常用的分階段減敏訓練：

訂定「暴露階層」

減敏感法的核心在於逐步接觸恐懼情境，並在每個階段中學習控制焦慮，例如小明害怕坐電梯，以下是「暴露階層」的減敏感法（即從最容易到最困難的恐懼挑戰）：

第一階（最簡單）：在電梯口站立數秒鐘（不進入電梯）。
第二階：踏入電梯，但不關門。
第三階：進入電梯，讓門關上，但不移動樓層。
第四階：搭乘電梯到3樓，停留幾秒後離開。
第五階：搭乘電梯到5樓，停留幾秒後離開。
第六階：搭乘電梯到7樓，停留數分鐘後離開。
第七階：搭乘電梯到10樓，停留數分鐘後離開。

如果某個階段對小明來說仍然太困難，則可以拆分為更小的步驟，例如：「搭到2樓再回到1樓」或「先讓別人陪同搭電梯」等。

彈性調整訓練時間與適應階段

延續暴露階層表，在每一個階段，小明都能彈性調整來控制焦慮強度，並在焦慮降低到可接受範圍後，才進入下一步，例如：

洪水療法和減敏感法，分別適合哪些人？

・・・	洪水療法	減敏感法
原理	直接暴露在最強烈的恐慌情境。	階段性慢慢地暴露在令你恐慌的情境內。
適用對象	能夠承受高強度情緒壓力的人，或本身是能快速適應環境變化者。	害怕強烈高漲的情緒壓力，需要時間慢慢適應者。
強度	強烈衝擊、焦慮程度高	循序漸進、焦慮程度低

第一階（最簡單）：第一天，站在電梯門口，待10秒，評估焦慮程度。
第二階：第二天，踏入電梯，不關門，待15秒，重複3次。
第三階：第三天，進入電梯，讓門關上，待30秒，觀察身體的反應。
第四階：搭乘電梯到3樓，立即出來，並在3樓休息後走樓梯下樓。

依此類推，逐步增加挑戰難度，這樣的練習方式能夠確保小明不會因為恐懼過度而放棄，也讓他在安全可控的範圍內適應電梯的環境；這些練習的目標是抵銷那些突如其來的、無法預測的恐慌，透過每次練習，慢慢改善約百分之五的情況，並結合藥物治療及醫師和心理師的鼓勵，將能看到更明顯的進步與改善。

19

認知行為療法，克服災難性思考

若你努力不懈練習放鬆呼吸後，再進行身體掃描，但仍然面臨一些恐慌感，千萬別氣餒，還有很多克服恐慌的方法，尤其當面對工作、生活中巨大壓力時，不論是誰都很容易會覺得心有餘而力不足。因此，本篇提供另一個方法，教你透過改變想法（認知）來緩解心中壓力，進一步找到解決難題之道。

搭配認知調整來改善恐慌症

恐慌症不僅涉及生理反應如心跳加快、胸悶、呼吸急促、腦袋團團轉等，還跟認知模式息息相關。很多時候，恐慌發作是因為我們對身體的正常感受（如心悸、頭暈）產生災難性解釋，導致恐懼升級，形成惡性循環。

認知行為療法（Cognitive Behavioral Therapy, CBT）是目前最有效的治療方法之一，透過辨識與調整錯誤認知（想法），可以大幅降低恐慌的頻率與強度。因為認知行為療法的核心概念認為：「不是事件本身引發焦慮，而是我們對事件的解釋決定了我們強烈感受。」例如：

× **錯誤認知**：「我的心跳變快了，我一定是心臟病發作！」（導致更強烈的恐慌）

○ **正確認知**：「我的心跳變快只是因為我剛剛緊張，這是正常的生理反應，等一下就會恢復正常。」（降低恐慌）

認知調整的目標就是改變這些錯誤的解釋模式，讓我們學會用更現實、更理性的方式看待身體感受。

如何辨識恐慌時的錯誤認知？

在恐慌發作時，大腦容易進入「災難性思考」，可以透過寫下你的恐慌想法，來檢核面對身心困境的想法是否會讓你更焦慮，例如當你感覺到恐慌時，可以透過書寫來分析自己的想法，例如回答以下的問題：我現在在想什麼？我對這個情況的解釋是什麼？這個想法讓我更焦慮嗎？

我現在在想什麼？——「我覺得自己快要不能呼吸了！」

我對這情況的解釋是什麼？——「如果我在這裡暈倒，一定沒有人會來救我！」

這個想法讓我更焦慮嗎？——「有，我一定會發生可怕的事情！我可能會死在路上而沒有人救我！」

這就是「災難性思考」，常見特徵包括「一定」、「全有全無」、「絕對」、「沒有人／沒有辦法」等極端語句，這些沒有模糊地帶的想法，可能會加深對情況判斷朝向極端化，例如一定沒有人救我，我就不出門，婉拒所有社交活動，因恐懼而越來越孤單。透過覺察與調整，能夠減少這類放大的負面想法，讓自己逐步回到現實感受。

改變錯誤認知的四大方法

1　現實檢驗法

當你發現自己有災難性思考時，可以用以下問題來挑戰它：「這個想法真的百分之百正確嗎？」「以前我也這樣想過嗎？結果如何？」「有沒有其他可能的解釋？」

例如：

✕ 錯誤認知：「我的心跳這麼快，我一定是心臟病發！」

○ 現實檢驗：「我之前也有過這種情況，後來沒有發生任何問題，只是恐慌發作而已。」

2　替代性思考

當你發現自己有災難性思考時，可以用更合理的想法來取代它，例如：

✕ 錯誤認知：「如果我現在暈倒了，沒有人會幫助我！」

○ 替代性思考：「即使我真的不舒服，也有人可以幫助我，或者這種感覺很快就會消失。」

3 證據分析法

這種方法可以幫助你檢視你的想法是否有真實根據，可以問自己這些問題：「有沒有證據支持我的想法？」「過去的經驗和數據是否證明了這個想法？」「如果我的朋友這樣想，我會怎麼告訴他？」例如：

✕ 錯誤認知：「我快要窒息了，我可能會死！」

○ 證據分析：「恐慌發作時的呼吸急促不會導致真正的窒息，我以前也有過這種感覺，但從來沒有真的窒息過。」

透過這樣的分析，你可以發現自己的恐懼其實來自於對身體感受的誤解，而不是實際的危險。

4 具象化成功經驗

改善認知方法除了檢核災難性想法，還有更正向的改善內在的認知邏輯。你能試著想像自己過去最成功的時刻——那個閃亮的瞬間，無論是職場、生活還是家庭中，你曾經處於最巔峰的狀態，透過具象化過去曾經成功的經驗，可快速找到內在的力量。具象化成功經驗的步驟如下：

- 靜下心，在心中浮現過去有哪些成功經驗，過去的你成功時，是因為你做了什麼事情嗎？當時別人是如何稱讚和認同你的？你還記得是哪一句話嗎？
- 將別人對你的稱讚，及你為自己感到驕傲的感受具象化畫出來，它會是一個怎麼樣的圖像呢？將這些美好的感受圖像化，你會如何畫它呢？
- 最後，畫好這成功經驗的圖像，使它成為一個護身符。當你感覺到快要恐慌發作時，將它拿出來，看看它，肯定自己過去的能力，回想當時周遭的人對自己的肯定。

具象化成功經驗主要目的是提醒自己這些成功經驗不會白白流失，過往都是你親身經歷的經驗，它就像救生圈，當遇到困難的時候，拿它出來看看、摸摸它、回想過往的回憶，幫助自己度過恐慌感。

搭配認知調整與放鬆技巧

在第18篇的減敏感訓練的過程中，僅僅進入恐懼情境並不夠，還可能需要學會如何調整自己的認知與生理反應，以利減少恐慌發作的可能性，例如：小明害怕搭電梯，除了嘗試慢慢從一樓搭到七樓外，還能檢核認知思考。

小明的恐懼可能來自於以下負面想法：「我會在電梯裡失去控制，沒有人能幫助我。」、「如果電梯卡住，我會窒息而死。」、「其他人會看到我驚慌失措，覺得我很奇怪。」

針對這些認知、想法，可以一起練習反駁與調整：

- 現實檢驗：「過去有沒有發生過類似的狀況？真的發生時，你是如何處理的？」
- 替代性思考：「即使我感到害怕，電梯裡仍然是安全的。電梯故障的機率很低，而且就算真的故障，也會有救援機制。」
- 證據分析：「恐慌發作時的呼吸急促不會導致真正的窒息，即使我搭電梯恐慌發作也不會真正倒地或死掉。」
- 自我鼓勵：「我已經成功完成前幾個步驟，我可以做到！」
- 具象化成功經驗：過去我是很勇敢的人，我拿起過去好不容易過關斬將得獎上台的照片提醒自己，即使再困難的情境，我也能好好克服的！

如何將放鬆和認知調整放到生活中？

若能每天練習認知調整，可以有效減少恐慌發作。在日常生活中寫下你的焦慮想法，並嘗試用現實檢驗法、替代性思考、證據分析法來挑戰它們，之後再進行 5 至 10 分鐘的放鬆呼吸練習或身體掃描，讓大腦習慣穩定的狀態。不論是恐慌來襲的當下或恐慌結束後都能採取以下步驟，幫助自己越來越好：

1. 辨識恐慌發作時的想法，寫下來或默默地觀察它。
2. 挑戰這個想法是否合理：它有證據支持嗎？還是只是過度擔憂？
3. 用放鬆深呼吸或身體掃描來穩定自己。
4. 接受恐慌的存在，但不讓它控制你，告訴自己：「這只是一種情緒，很快就會過去。」

20

恐慌發作造成時間感知錯亂，怎麼辦？

有時候恐慌症患者的主要困擾不只是恐慌發作本身，而是對時間的扭曲感知，使恐慌前中後的經驗被焦慮狀態無限延長。這導致他即使在非恐慌發作時，仍感覺像是「被困在恐慌的陰影中」，稍有不慎就可能引發下一次發作。儘管從家人的角度來看，恐慌症患者生活相對穩定，能吃能睡、工作穩定，但患者內心卻覺得恐慌症已奪走了他的整個生活。

時間感知錯亂的原因

這種「持續的焦慮與時間錯亂」現象，在精神醫學中可以從大腦、自律神經系統與認知行為模式三個層面來理解：

- 大腦的過度警覺與「預期焦慮」：個案的杏仁核（掌管恐懼的腦區）過度敏感，即使不在恐慌發作中，仍處於警戒狀態，無法真正放鬆。
- 自律神經失調導致時間感知扭曲：當交感神經長期處於過度活躍狀態，副交感神經無法正常調節時，會讓人感覺時間變得拉長，進而放大焦慮經驗。
- 認知上的「焦慮記憶放大效應」：個案將過去的恐慌發作與當下的焦慮感受混合在一起，誤以為自己「一直都在恐慌中」，即使實際發作的時間很短。

下面提供幾個改善時間錯亂感知的方法，可以多方嘗試，找到最適合自己的。

從日常「時間標記」重新校準

目標是幫助大腦區分「焦慮」與「現實時間」，減少焦慮狀態的時間錯亂效應。

1 **設定「焦慮時間日記」**：每次恐慌發作時，記錄開始與結束時間。例如：「今天10點15分開始感覺心悸，10點45分已經緩解」。事後回顧，確認實際持續時間（通常比感覺中短）。每週回顧紀錄，幫助大腦認知到：「恐慌發作是有起點與終點的」，而非「持續整天」。

2 **時間標記練習**：每天固定時間，回顧過去24小時的情緒波動，標記當下是否處於焦慮中。假設非常焦慮是10分滿分，平靜、安心是0分，請你回顧一整天的焦慮變化，例如：「早上9點起床想到工作今日待辦事項而感到焦慮是6分，中午完成許多工作，焦慮慢慢減少是3分，到了下午4點幾乎沒感覺」；這樣有助於理解：恐慌並非持續存在，而是間歇性的。

善用 LINE 社群軟體建立連結

目標是建立社交連結，但不會陷入「苦等回應」的焦慮，同時改善時間感知。

1 **設定「非即時互動」的社交模式**：參與社群群組（如興趣社群、學習社群），讓自己習慣不需要立即獲得回應。嘗試在社群發文，如：「今天讀了一本書，這段內容讓我很有感觸」，而非直接向某人發訊息等待回覆。

2 **使用「定時檢查訊息」的方法**：設定固定時間（如每兩小時）查看訊息，而非隨時打開，避免被焦慮驅動。在等待回覆時，設定其他活動（如寫日記、運動），讓自己不會過度專注於「對方是否已讀」。

3 **利用語音訊息來調整時間感知**：自己錄製語音日記，然後在幾個小時後回放，讓大腦習慣「時間的流動感」，減少焦慮導致的時間錯亂。

善用ＡＩ工具改善時間認知

透過ＡＩ工具，幫助大腦建立「可量化」的時間認知，減少焦慮感知的扭曲。

1 **使用計時器與提醒工具**：設定ＡＩ助理（如Google Assistant、Siri）來提醒自己標記時間，例如：「現在是3點，你可以回顧過去3小時的情緒嗎？」。或使用「專注計時器」（如Pomodoro），每工作25分鐘休息5分鐘，讓大腦習慣有結構的時間概念。也可在先事先安排工作行程，在會議空檔設定鬧鐘提醒自己閉眼休息5至10分鐘進行放鬆練習呼吸，讓身心不至於過度緊繃。

2　AI生成日記回顧：透過AI工具（如ChatGPT、Notion AI）自動整理過去一週的情緒紀錄，讓自己可以客觀回顧「其實這週焦慮的時間沒那麼長」。

利用圖像、故事、感覺等來調整

有些人天生偏向直覺、情感或圖像思考，對「數據與邏輯分析」較難適應，因此，可以透過圖像、故事、感覺連結來調整認知方式。

1　**利用「時間地圖」而非數字記錄**：畫一張「一天的情緒地圖」，用顏色區分不同時段的情緒狀態，並標記當時的心情，例如下頁圖示以星星的數目來標示，而不只是寫數字，並盡可能畫出當時內心狀態。此方法適合兒童和青少年，利用色彩來感受自己的心情。

2　**故事化時間感知**：每天回顧時，以「故事」的方式描述一天，例如：「今天早上我是勇士，面對會議挑戰，下午變成探險家，試著學習新技能」。這能讓時間變得有結構感，而非混亂一片。

3　**音樂與身體節奏調節時間感**：使用固定長度的音樂（如3分鐘）作為「時間單位」，練習閉上眼睛感受音樂結束時的時間長度，幫助大腦建立「內在時鐘」。

時間地圖

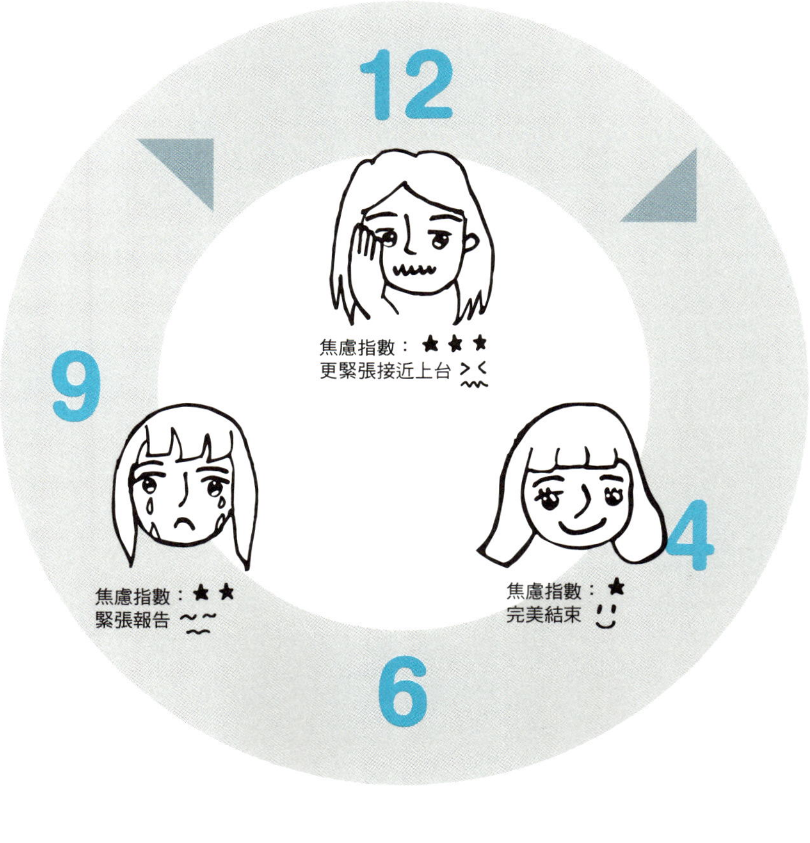
12
焦慮指數：★★★
更緊張接近上台
9
焦慮指數：★★
緊張報告
4
焦慮指數：★
完美結束
6

21

幽默是化解恐懼的良藥

前面提到的認知行為治療（CBT）中，「減敏感法」透過逐步接觸恐懼情境來減少焦慮，而「洪水療法」則讓個案直接面對極端恐懼，讓其親身體驗即使在最害怕的情境下，最終仍能安然無恙，進而降低恐懼敏感度。「幽默法」則在此基礎上，透過幽默與誇張的手法，讓恐懼顯得荒謬可笑，使焦慮反應減弱，個案便能更輕鬆面對恐懼情境。

幽默法應用範例

下面舉幾個幽默法的應對方式，雖然滑稽荒謬，但可以讓自己學習以輕鬆的態度面對恐懼。你也可以發想一些符合自己恐懼場景的幽默對應方式：

1 怕坐遊覽車尿急──→直接包尿布，這樣即使真的控制不住，大不了去換尿布。

2 怕門窗忘了鎖──→把網路監視器對著鎖頭，隨時查看，減少反覆檢查的焦慮。

3 怕心肌梗塞、呼吸中止──→坐在急診室外，但先不掛號，讓自己感受即使焦慮達到極限，身體依然運作正常。

4 怕突然暈倒──→先單腳站立或假裝快跌倒，然後恢復平衡，或直接平躺在地上，看看「暈倒」是否如想像中嚴重。

5 怕在公開場合講話會丟臉──→在鏡子前練習講話，用誇張的聲音或搞笑的方式朗讀文章，並且錄影下來，讓自己習慣「出糗」的感覺。

6 怕搭飛機遇到亂流墜機──→在家裡搭建一個搖晃的椅子，模擬飛機亂流，或在家裡的沙發上「假裝」飛機失事，研擬應對方法。

7 怕公車或捷運門關上後無法逃脫──→先在車門開關時站在門邊觀察，接著短程搭乘一站，下車後再搭回來，逐漸適應封閉環境。

8　怕打針或抽血→觀看影片模擬抽血過程，在手臂畫一個「假針孔」，並用筆模擬針頭觸感，讓自己習慣這個刺激。

9　怕在會議中被主管點名發言→每天早上站在鏡子前模擬回答主管的問題，也可以在會議時主動舉手發言一次，快速適應焦慮感。

10　怕手機沒電或沒網路會崩潰→找一天選一個時段（如晚餐時間）關機30分鐘，讓自己適應沒有手機的狀態，逐步增加時間。

當恐慌發生在兒童身上，可以這樣引導

針對常常怕東怕西的孩子，或是害羞內向、恐慌、恐懼與焦慮的兒童青少年，若運用幽默的方式引導他們與自己的焦慮「對話」，那麼焦慮不再是無名的恐懼，反而像是個偶爾來找碴、但沒那麼嚴重的「老朋友」，方法如下：

◆ 把恐慌症「擬人化」，和它對話

選擇一個安靜、放鬆的時刻，例如深夜與孩子談心的時間，一起聊聊他的心情與想法，讓他自由表達內心的奇幻想像，也鼓勵他談談自己的恐懼。透過擬人化的方式，幫助孩子將恐懼從強大的敵人，轉變為偶爾來打擾、但並不可怕的存在。透過輕鬆的對話，讓他為自己的恐懼取個名字，幫助他理解恐懼的本質，讓他逐步建立對情緒的掌控感。

「你覺得這恐慌的感覺要叫什麼名字呢？」

「那你覺得我們要說什麼咒語趕走它呢？」

「如果你現在很害怕，我們就一起大喊這句魔咒：『吧啦吧啦退散，我不怕你！』好嗎？來，一、二、三，大喊！」

◆ 給焦慮取個「搞笑」的綽號

試著將焦慮、恐慌取一個令孩子想到都會捧腹大笑的綽號。

「抖抖怪」（因為發作時會發抖）

「心跳超人」（心跳加速，但其實沒有壞處）

「假警報先生」（因為恐慌症發作時，身體像是誤觸了警報）

「大驚小怪精靈」（總是讓人嚇一跳，但其實沒什麼）

這樣的命名方式能幫助孩子與焦慮或恐慌保持距離，減少它的影響力，甚至會因為覺得有趣、好玩而化解焦慮程度。例如：「哎呀，心跳超人又來通知我世界要毀滅了，等一下，她上次也說錯，結果什麼事都沒發生。」

◆反向誇張法，讓焦慮變得荒謬可笑

當你協助孩子將他的恐慌症狀用戲謔、誇張的方式表達，它的威力反而會減弱，變得不那麼可怕，例如：

「哇！我現在心跳加速得好快，我要變身成英雄了！」

「哇！心跳加速、冒冷汗、全身發麻，這感覺根本像是在玩極限運動！我是不是該收個門票？」

◆用「喜劇解構法」重新詮釋恐慌

發揮你陪孩子玩的能力，協助孩子試著想像如果恐慌症發作變成一場喜劇，會是怎樣的場景？或是，勾起孩子過去美好回憶，讓他用經驗過的美好回憶來抵抗恐懼的害怕感，這麼做能減少孩子對恐慌的嚴肅感，讓它變得像一場無害的小鬧劇。

「如果你的恐慌發作變成你上次最愛的電影，會不會跟主角一樣，驚慌失措地跑來跑去，然後一轉眼，你就變身成蜘蛛人英雄了！」

「我猜你感覺到全身發熱、心跳好快，你是不是想像你坐著最愛的雲霄飛車，飛來飛去？那麼什麼時候玩雲霄飛車呢？我們什麼時候下來呢？」

◆ 幽默與現實結合，讓恐慌變成「無傷大雅的狀況」

鼓勵孩子面對自己的害怕和恐懼，而不是持續害怕它，並且給予適當的獎賞，減少孩子面對因恐懼而引發的羞恥感。

「我想送你一個獎勵，因為今天你克服了恐懼，我知道你已經越來越會掌握如何控制自己的焦慮，現在你可以要求一個小禮物。」

◆ 設計全面「恐慌馴服計畫」的SOP

讓孩子畫出恐慌的形象，然後設計一個「打敗恐慌」的計畫，比如畫出「勇者」的形象（孩子自己），並設定以下「戰勝恐慌」的方法：

深呼吸魔法（慢慢吸氣4秒，吐氣6秒）

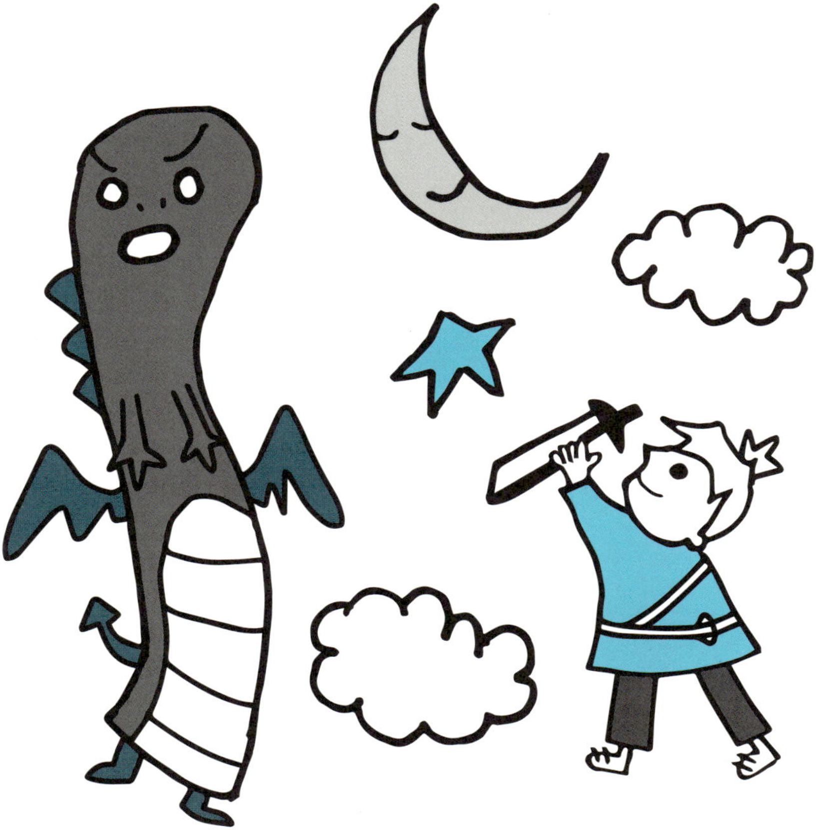

快樂轉移術（想像自己在最喜歡的地方玩耍）

安心咒語（對自己說：「沒關係，我等一下就會沒事。」）

透過繪畫遊戲讓孩子覺得自己是個勇者，每次恐慌來襲就知道能運用哪些方法，幫助自己「馴服」恐慌，而不是被它嚇倒。

幽默並非逃避，而是幫助我們重新掌控自己

當我們用幽默來應對恐慌時，不是要假裝它不存在，而是讓它變得不再那麼具威脅性。恐慌發作本身可能很嚴重，但我們可以選擇用更輕鬆的方式來回應它，讓它變成生活中的一個小插曲，而不要讓恐懼主宰我們自己。

22

不敢走進身心科，可以先試試ＡＩ／ChatGPT？

ＡＩ（人工智慧）在心理健康領域的應用越來越普遍，對於恐慌症與焦慮症患者來說，它能夠提供即時支持、焦慮管理與暴露治療的輔助工具；然而，ＡＩ仍然有許多限制，特別是在心理治療的後期，當患者需要更深度的探索與個體化發展時，ＡＩ的結構與原則可能反而成為限制，而非幫助。

運用ＡＩ／ChatGPT 聊天的優點

立即性，隨時可用

不論白天或深夜，恐慌症患者都能如願找到一個能聽你說話的對象，即時提供心理支持減少孤獨感，緩解焦慮，且ＡＩ不會疲倦，不帶批評、嘲笑或成見，讓人能自在地表達自己的想法和感受，也可即時提供暴露治療（Exposure Therapy）的練習，例如害怕搭電梯的恐慌症患者，ＡＩ可以設定「虛擬暴露練習」，讓患者想像自己進入電梯、感受焦慮並學習調適。

幫助整理思考

當你感覺到混亂、矛盾或無法達成內在平衡時，透過ＡＩ的計時器、日誌分析客觀了解時間流逝的狀態。透過ＡＰＰ追蹤每天的焦慮程度，讓恐慌症患者發現其實自己也有放鬆的時候，避免「我總是焦慮」的認知偏誤；也能透過提問、設定總結和建議，請ＡＩ分析檢核問題、找到個人極端化的認知思考，釐清想法，讓你更容易找到方向。

提供生理數據監測自律神經調節

與ＡＩ結合穿戴式裝置（如 Apple Watch），ＡＩ可監測心率變化，當偵測到焦慮發作時能提醒：「現在的心跳加速，但這並不代表危險，請嘗試４－７－８呼吸法。」ＡＩ甚至能根據心率變化，主動提供冥想或放鬆音樂，幫助自律神經調節。

練習表達與探索內心

有些人不習慣向他人表達自己的感受，或在現實生活中找不到適合傾訴的對象，而ＡＩ能作為一個練習對象，讓你逐漸學會表達自己的內在想法和感受。最重要的是，當你談論任何內心想法和感受，你不需要擔心ＡＩ的反應，能完全專注在自己內心世界上，梳理自己。

運用ＡＩ／ChatGPT 聊天的缺點

過度依賴ＡＩ，忽略專業幫助

ＡＩ可能導致「情緒暴食症」，讓人習慣於被餵養過多的包容與安慰，而非真正找到問題的根源，當人們過度依賴ＡＩ的聆聽與同理，傾向接受自己想聽的觀點，而忽略現實層面的挑戰，像是一位長期因工作挫折而引起恐慌者，若總是透過ＡＩ尋求安慰，可能會得到「你已經很努力了，別太苛責自己」的回應，而忽略了實際需要調整工作策略或學習新技能的可能性。

相比之下，專業的身心科醫師和心理師在治療過程中承擔著專業責任，專業人員目標並非單純提供無限的安慰，而是幫當事人發展自主調適的能力，例如，一位長期焦慮的個案，可能希望獲得持續的支持與安慰，但專業治療師會協助他理解焦慮的根源，運用認知行為治療（CBT）或其他心理動力治療來調整思維模式，讓他學會在面對壓力時能夠自我調適，而非僅依賴外在的安慰。因此，ＡＩ雖能在短期內提供情感支持，但長遠來看，真正的心理成長仍需透過自我探索與專業協助來實現。

ＡＩ無法協助探索深層的內在渴望

ＡＩ就像「吃到飽」的自助餐，能夠隨時提供支持、知識和同理，讓人迅速獲得回應與安慰，但缺乏真正的精緻度與深度。人的情感、生命經驗和內在心理世界是多層次且獨特的，ＡＩ雖然能夠分析對話內容，提供建議或安慰，卻難以真正體會個人的生命經歷所帶來的情感重量。畢竟ＡＩ話語是基於大數據形成的回應，無法真正捕捉人性的矛盾，而許多與人性相關的焦慮、恐慌、無奈和掙扎，往往不是「理性」分析所能解決，需要透過人與人之間的互動交流而得到慢慢釋放和調適。

相較之下，心理治療則像是「板前料理」，強調個體內在心理機制的運作，心理師會引導當事人探索更深層的內在渴望、需求和潛抑的情緒。舉例來說，一名主管長期處於高壓環境，無論多努力都無法滿足上司的要求，最終身心俱疲。如果他向ＡＩ傾訴，可能會收到「學習拒絕過多的工作負擔」或「尋求更好的職場環境」等建議，雖然有幫助，卻無法觸及他真正的內在困境：他是否一直在尋求上司的認可？他是否將職場表現視為個人價值的唯一標準？他對自己的期許是否過於苛刻？

透過專業的身心科醫師和心理師的引導及對話，他會發現自己不僅是因為工作壓力而痛苦，而且是因為內心深處對「成功」與「自我價值」的執著，使他無法接受失敗或負面評價。通常，在心理治療中，職場壓力只是表面上的問題，更深層的問題是個人對自我的期許、渴望，以及如何在現實中與他人建立理想的關係，因此，真正的調適不僅僅是改變工作方式或換個環境，而是重新理解自己對成功的定義，學會與內心的壓力和需求共處。

這類深層的覺察與自我成長，需要透過真人心理師的引導，是ＡＩ無法取代的。

ＡＩ無法對個案負起醫療責任

醫療責任並不僅僅是指法律層面的醫療賠償，還涉及了治療關係中的責任承擔。在心理治療過程中，個案的療效通常與心理師的互動有關，而若個案依賴ＡＩ來獲取心理支持，則無法將自己的治療效果歸於ＡＩ，因為ＡＩ並非一個真正的「客體」（Object）。

在精神分析中，「客體」指的是個體內化的重要關係對象，如父母、朋友或心理師，這些對象影響個體的心理發展與依附模式。然而，ＡＩ並無真實的理解與同理能力，只是基於大數據進行回應。若個案將ＡＩ當作「理解自己的人」，可能陷入心理混亂，因為ＡＩ不能像真實的客體那樣回應情感、促進自我成長。

舉例來說，一位在童年創傷的個案會將心理師視為「安全客體」，透過與心理師的互動來修復早年依附創傷。但若她長期依賴ＡＩ進行心理對話，可能會誤以為自己正在建立一種「被理解」的關係，但實際上ＡＩ只是回應她的話，並無提供真正的情感承接，這可能導致個案在現實生活中更加孤立，甚至難以與真實的他人建立穩定的依附關係。在心理治療領域，真正的療癒不只來自於語言與建議，而是來自於「關係」本身——透過與心理師或他人的深層互動，個體才能發展出更穩定的自我認同與情感調適能力，而這正是ＡＩ無法取代的關鍵。

ＡＩ無法引導個體進入獨特的心靈探索

在心理治療的後期，個人應該是朝向更大的心靈彈性、更廣泛的思考，並發展自己的藝術性與獨特性，而這與ＡＩ的運作邏輯是截然不同的，ＡＩ主要依靠歸納推理（Inductive Reasoning），擅長從大量數據中進行歸納和總結，缺乏真正的創造性與發散思維（Divergent Thinking）。這意味著，ＡＩ能夠幫助人們梳理的是已知的經驗，但無法引導個體進入更自由、獨特且富有個人意義的心靈探索。

在心理治療的初期，ＡＩ適合輕度焦慮或處於探索階段的個體，可以提供放鬆技巧、時間管理建議，或一般性的心理教育，讓個案獲得初步改善。然而，當進入心理治療的後期，個案往往需要超越的是「解決問題」的表象，進一步探索自身的價值觀、人生意義，以及如何發展獨特的自我，這時候，單純的歸納法則已無法滿足需求，而需要更多的內在對話、象徵性思維與創造性的自我表達。因此，ＡＩ可能適合作為心理治療的輔助工具，尤其是在輕度焦慮或前期探索時提供支持，但對於中重度焦慮或已進入心理治療後期的患者，仍然需要專業心理師的引導，才能深入探索個體獨特的心理世界，促使真正的自我成長。

• • •	AI	心理治療
可及性	24 小時使用，隨時隨地不受時間地點限制。	需要預約心理師或親自掛號看身心科見醫師，時間有限。
個人化程度	可根據大數據資料庫進行回應、支持和知識提供，卻缺乏深層的情感理解。	強調每一位個體的內在心理機制的運作，心理師在心理治療內引導個案探索更深層的情緒。
結構性	破碎、歸納和總結。	有層次、有關係的互動、有深度的治療進程。
情感支持	過度安慰可能會造成過度依賴。	心理師可能藉由挑戰、當面質問和支持促進個人的自我成長。
效果	適合輕度焦慮或恐慌者進行日常管理。	適合想更了解自己或想要真正改善問題的人進行深度的心理治療。

23

家人有恐慌症，我該如何幫他？

最親近恐慌症患者的伴侶、家人和親朋好友常承受不少情緒壓力，甚至感覺到自己也跟著越來越「恐慌」。身為恐慌症患者的親友，你的角色不是專業治療師，也不需要成為一個全能的「問題解決者」，你最重要的貢獻在於提供溫暖、穩定的支持，並幫助他銜接到適當的專業資源。

恐慌症恢復過程

恐慌症的恢復過程是一個多層次的支持系統，其中包含：

專業治療：心理治療、身心科醫療、藥物調整等。
患者本身的努力：學習應對技巧、與恐慌共處的練習。
親友的陪伴與理解：建立安全感、減少孤立感。

這三者並不是互相取代的關係，而是互相補足。親友的幫助可以讓患者在專業治療外，擁有更強的心理支撐，讓治療效果更穩固、更具持久性。但親友的支持不能替代專業，也不能把所有的「痊癒責任」都推給心理師或身心科醫師，而是一起積極參與這個支持系統，讓患者走得更穩、更安心。

親朋好友陪伴恐慌症患者原則

以下七種支持的守則讓你知道該怎麼做，才能真正幫助恐慌症患者，而不是無意間加重他的壓力；同時也提供安全感，讓患者知道他不是一個人：

1 **當他的避風港，而不是修理人員**：你不需要「教」他該怎麼做，而是成為他可以放心依靠的對象。與其說：「你要試試這個方法」，不如說：「如果你願意，我們可以一起試試這個方法。」重點不是完美解決問題，而是提供安全感，讓他知道自己並不孤單。

2 **用身體語言讓他知道你在這裡**：當他焦慮時，不一定需要用言語安慰，有時候安靜地坐在他身旁，或是用溫柔的眼神與他對視，已經能帶來很大的安定力量。從人與人的依附角度來說，身體的存在感對焦慮患者非常重要，因為這能讓他們找到「現實的錨點」，減少焦慮帶來的解離感。

3 **幫助他銜接到專業的支持資源，而不是自己承擔所有責任**：如果患者還沒有尋求專業幫助，你可以陪他找尋適合的心理師、身心科醫師，而不是自己嘗試「變成他的治療師」，其中最重要觀念是親友的角色是橋樑，幫助患者找到適合的治療方式，而不是取代專業的角色。

4 **避免過度焦慮，讓他感覺自己是個「問題」**：你可以表達關心，但不要讓他覺得「你是不是又發作了？」、「你這樣很危險！」這樣的話語會讓患者覺得自己成了一個麻煩，其實恐慌患者已經對自己的狀態感到不安，過度關注可能會強化他的挫折感，反而增加壓力。

5 **適度使用幽默，減輕焦慮的嚴肅感**：並非取笑揶揄，而是溫柔地打破焦慮的緊張感，例如，他說：「我覺得快要窒息了！」，你可以用輕鬆的語氣說：「你的身體是不是在提醒你，該來場深呼吸表演了？」偶爾的幽默能降低大腦的警戒狀態，讓患者從「危機模式」切換到「放鬆模式」。

6 **幫助他找到「控制感」，而不是無助感**：當恐慌發作時，個體很有可能會感覺自己完全失去控制，這種無助感會加劇焦慮。若能透過簡單的選擇，幫助他們找回「控制感」，就能降低恐慌的強度。例如，可以這樣說：「現在你可以選擇深呼吸，或喝口水，看看哪個對你比較有幫助？」這樣的引導能讓當事人意識到，即使恐慌來襲，他仍然擁有選擇權，而不只是被動地承受恐懼。「控制感」在心理學上與焦慮的調適息息相關，當個體認為自己對情境仍有部分掌控時，焦慮感便會減弱。

7 **避免無效建議，真正理解他的狀況**：不要簡單地說「多運動就好了」、「你就是想太多」，這些話對患者來說，就像是「你的焦慮不重要」，反而會加重他的無助感，如果不確定該說什麼，有時候安靜聆聽，勝過任何建議。

用行動陪伴，不要只是給建議或說教

恐慌症患者的親友最重要的支持方式不是說教，而是用行動陪伴。許多人在面對親友的焦慮或恐慌時，容易用「建議」取代「行動」，例如：「去看醫生」、「去運動」。這種方式通常無效，甚至讓患者感受到壓力，因為這些話語本質上是在把責任丟回給患者，讓他自己去處理自己的問題。如果你真的想幫助患者，請用實際行動來支持。

◆ 不是叫他去看醫生，而是協助掛號、陪伴就醫：恐慌症患者可能會因為焦慮而拖延就醫，親友的「實際行動」能降低他就醫的心理門檻。

✕「你該去看醫生啊！」

○「我幫你查了一下，附近有幾個不錯的身心科診所，我們一起選一個適合的？如果你願意，我可以陪你去。」

◆ 不是叫他自己去運動，而是一起運動：運動能降低焦慮，但恐慌症患者可能因為害怕身體不適（心悸、暈眩等）而抗拒運動。如果親友一起參與，能減少他的恐懼感，讓運動變得較容易開始。

✕「你多運動就會好一點！」

○「我要去公園散步，你要不要一起？不用走很久，就當散步聊聊天。」

◆ 不是叫他面對自己的問題，而是以身作則面對自己的問題：如果親友自己也有焦慮問題，卻只要求患者去處理自己的心理狀態，這其實是一種「投射」。當親友願意主動處理自己的問題，才能真正理解患者的處境，而不是把問題單方面丟給患者。

× 「你應該學習如何處理自己的情緒。」

○ 「我最近也覺得壓力有點大，所以我去找心理師聊聊。你如果願意的話，我們也可以一起看看有沒有適合的資源。」

◆ 不是叫患者改變作息，而是自己也跟著調整：當親友與患者一起執行健康習慣，能讓患者覺得自己不是「孤單地被要求改變」，而是「有人陪伴著一起嘗試」，這有助於提升行動的動力。

× 「你不要熬夜，這樣對身體不好！」

○ 「我最近睡不好，我打算試試固定時間上床，你要不要一起試試？」

避免無意間的「被動攻擊」

被動攻擊是間接表達不滿或不耐煩的方式，表面上是指責自己、貶抑自己，甚至語言攻擊自己，卻間接引起他人的內疚感，語氣上有巧妙的違和感，產生非常矛盾、模糊的意象，讓他人感受到深刻痛苦，卻難以在字句上反駁，像是：

「媽媽沒有把你照顧好，真是太對不起你了。媽媽應該自己好好反省反省。」但是語氣卻不是這樣，明顯帶著被動攻擊的指責。

「我已經幫你找了那麼多資料，給了那麼多建議，卻還沒有改善。我實在太差勁了，我真是個非常糟糕的主管。」但是語氣酸溜溜的。

五個對恐慌症患者的被動攻擊對話

1 假裝鼓勵，實際貶低

「你已經這麼努力了，還是沒辦法克服呢？沒關係啦，這表示你的狀況真的比一般人嚴重很多，我們也不能對你要求太高。」語氣輕柔，看似安慰，實際上暗示患者過於無能，甚至與「一般人」做對比，讓對方感到無力。

2 偽裝關心，實際施壓

「沒事的，發作就發作吧，反正大家都習慣了。你自己應該也覺得很難受吧？唉，希望有一天你能好起來，這樣我們就不用一直擔心了。」語氣似乎是為對方著想，但暗示對方的狀況已經成為別人的負擔，加深患者的內疚感。

3 自我犧牲，實際上是指責

「我真的很想幫助你，但你看，我已經陪你做了這麼多努力，還是沒有進展，可能是我方法不夠好吧。我應該再多學一點心理學，才不會讓你變成這樣。」表面上在自責，實際上將責任轉嫁給患者，讓對方感到愧疚。

4 假裝體諒，實際貶低

「你會害怕是正常的啦，畢竟不是每個人都能夠適應社會壓力。我們這些比較能承受壓力的人，也要學著去包容你們這些比較敏感的人。」（語氣看似包容，實際上將患者歸類為「弱勢群體」，加深其自卑感。）

5 裝作理解，實際上冷嘲熱諷

「其實你不用勉強自己改變啦，反正如果哪天真的發作了，大家就當作是再見證一次心理學案例嘛，這樣也算是長知識了！」看似幽默，但實際上是在貶低患者，讓對方覺得自己是個異類。

這些話語的共同點在於，表面上是關心與安慰，但語氣、用詞或潛台詞卻帶有批評、壓力與嘲諷，讓患者感到內疚、羞愧或無力，卻難以直接反駁。這類被動攻擊的語言，對心理脆弱的人尤其具有傷害性，甚至可能加重焦慮與自我懷疑。

真正的支持是建立在理解之上

雖然恐慌發作的恐懼強烈，但比起身體的不適，令恐慌症患者痛苦的是來自重要他人的誤解與壓力，許多患者在經歷恐慌發作後，最害怕的不是下一次發作，而是「被家人或朋友當作麻煩」、「被覺得是故意裝病」和「被迫解釋自己為什麼還沒好起來」，為什麼「被誤解、被忽視、被施壓」會讓恐慌症更嚴重呢？

誤解讓患者感到孤立

當親友說出「你怎麼又這樣？」或「你應該學會控制自己」時，患者可能會覺得自己不正常，甚至開始懷疑自己：「是不是我的問題？是不是我真的太脆弱？」這種自我質疑會進一步加重內在的焦慮，讓患者不敢尋求外界幫助，導致問題惡化，不僅可能讓患者抗拒就醫，還會強化他們內心的自我否定，讓情緒更加低落。

忽視、冷漠讓患者喪失安全感

有些家人因為不知道怎麼幫忙，選擇冷處理，像是「不要一直想這些問題，你就做自己的事就好了」。但恐慌症的本質是無法「靠意志力」解決的，這樣的態度只會讓患者感覺「我的痛苦不重要」，進而加深孤單感，甚至可能讓症狀變得更嚴重。

不自覺施加壓力讓患者更焦慮

有些家人會不自覺地給壓力：「你不要再這麼敏感了」、「你應該學習放鬆」、「你是不是想太多？」這些話非但沒有幫助，反而會讓患者覺得自己「連生病都不被允許」，進一步增加罪惡感，導致焦慮更嚴重。

親友的情緒與壓力也需要被照顧

在陪伴患者的過程中，親友本身也可能會感到疲憊、焦慮和無力，最終甚至可能產生情緒耗竭，這時候，你不只是患者的支持者，你自己也需要找到屬於自己的支持系統。

尋求心理諮商或支持團體

恐慌症患者的家人往往也跟著一起焦慮、恐慌，當焦慮和緊繃感累積到一定程度時，獨自承受往往只會讓情緒更壓抑、更鬱悶，而適時地尋求心理諮商或支持團體，能幫助釋放壓力，獲得理解和安慰，讓你感覺不再是孤單的，且能幫助你更深入探索陪伴的焦慮根源，並且學習有效的調適方法。

維持自己的獨立性，不讓生活被患者影響

支持恐慌症患者並不代表要把他們的痛苦全部背在自己身上，否則陪伴者的家人也會因為壓力過大而逐漸崩潰，因此嘗試維持自己的獨立性，不讓生活完全被患者影響是重要的關鍵，尋求自己能紓解壓力的方法是很重要的，如慢跑、瑜珈、畫畫、手作、園藝、音樂、冥想和深呼吸練習等。

關照自己的身心狀態

如果照顧者本身也有情緒壓力，更應正視自己的狀況，學習如何提供更健康的支持，照顧自己也照顧家人。因此，多增加對自己的自我覺察，思考自己的態度是否帶來壓力，同時也關照自己的身心狀態，可以問問自己：「我的話真的有幫助嗎？」「我是在關心還是無形中給了壓力呢？」恐慌症患者最害怕的，往往不是「發作本身」，而是被親朋好友誤解和被忽視，當親友願意反思自己的影響力，改變對待方式，患者才能真正感受到安全感。

和恐慌症患者一起學習改變

恐慌症成因往往不只是個人問題，而是牽涉整個家庭、婚姻和親子關係，支持應該是系統性的，如果患者的問題與配偶、子女、原生家庭有關，但家庭成員的態度沒有改變，那麼患者的焦慮就會持續存在，因此，家人一起學習並改變才能真正幫助患者減少焦慮來源。

真正能幫助恐慌症患者的，是「理解與接納」。當親友願意改變態度，患者才能真正感到安全，而這份安全感，才是面對恐慌最重要的力量。

第四章

心理治療案例故事

透過心理諮商，一步步探索內心、
理解並接納自己，走向治癒之路。

24

推開心理會談室的大門，走入患者的內心世界

恐慌症的核心不僅是突如其來的發作，更是內在長年焦慮的累積與糾結。心理諮商的目的，不只是減輕症狀，而是幫助患者學會承接自己的情緒與經歷。在第四章中，我們將用故事的方法，描述六個背景不同的恐慌症患者，如何透過心理諮商，一步步探索內心、理解並接納自己，走向治癒之路。而以下六個案例皆為虛構人物，並非真實個案。一般而言心理諮商是完全保密的，保密的目的是為了建立信任的治療關係，唯有感到被信任與理解的前提下，患者才更有意願相信心理師的引導並嘗試踏出改變。

探索內在，走向安穩與自由

很多人會疑惑，「第一次見心理師應該說些什麼？」事實上，從預約的那一刻起，你可能已經開始反思：「我究竟發生了什麼事？」「哪些困擾最讓我痛苦？」「我期待諮商帶來什麼改變？」這些內在對話，其實已經是向自己靠近的一種方式。而當你真正坐在心理師面前，也許一開始會感到緊張、不知如何開口，但一旦開始說出第一句話，長期壓抑的情緒可能會如決堤般湧現，而這正是心理諮商的價值——讓那些無法言說的情緒，在一個安全的空間被看見、被接住。

不只是聊天，而是深層的陪伴

有人會問：「心理諮商不就是聊天嗎？和朋友聊聊不行嗎？」心理諮商與一般談話有根本性的不同。當我們與親友交談，話題可能停留在表面，甚至可能被批評、被打斷，或不被理解。即使親友願意傾聽，我們也很難放心說出最深層的情緒，害怕增添對方的負擔。

心理諮商則是一種專業的陪伴，它提供了一個安全、保密、不帶評價的空間，讓你可以自在地探索內在糾結，並在心理師的引導下，慢慢爬梳自己的情緒與想法。恐慌症的核心，不只是生理反應，而往往與長期未解的情緒、渴望或傷痛息息相關。真正的療癒，不只是學習「如何擺脫恐慌」，而是逐步靠近內在，理解並接納自己的狀態，從而獲得安定的力量。

心理諮商需要多久才會有效？

這個問題沒有標準答案，因為每個人的狀態、需求與目標不同。有人希望深入探索自我，可能會長期進行心理諮商；有人則希望解決特定問題，當困擾減輕後，諮商便告一段落。

然而，無論是短期或長期，心理諮商的真正價值，不在於「多久結束」，而在於每一次對話，是否讓你更貼近自己，是否讓你學會更溫柔地對待自己的情緒。心理諮商並非單純「修復」某個階段的痛苦，而是幫助你建立一套理解自我、安頓內心的能力，讓你在未來的日子裡，擁有更穩定的內在力量，面對人生的挑戰。

當你閱讀本章時，不妨問問自己：「這些故事裡，有哪些片段讓我產生共鳴？」「我的恐懼和困擾，是否也有類似的脈絡？」「如果是我，會如何回應？」這些問題，將引導你不只是理解恐慌症，更是在閱讀的過程中，開啟一場與自己深度對話的旅程。願這些故事，能為你帶來理解與溫暖，也陪伴你一步步走向內心的安穩與自由。

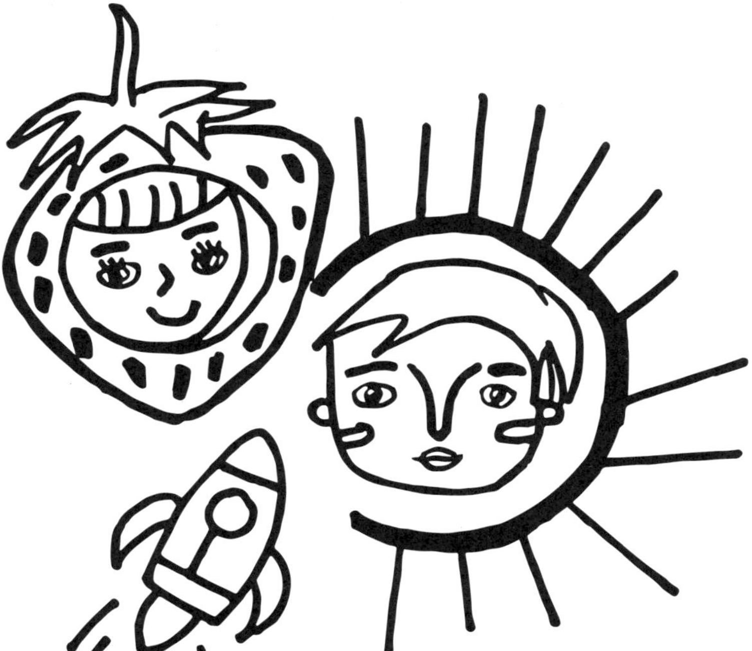

故事1

「難道我錯了？」當信仰受到質疑，理念開始動搖

理想信念崩盤 # 自我懷疑 # 捍衛理想價值

文祥第一次恐慌發作發生在通勤途中。那天他剛駛上快速道路，突然感到暈眩，視線模糊，心跳狂飆，窒息感襲來，手腳冰冷，額頭冒汗。他死盯著前方，試圖控制自己，但高速公路彷彿在扭曲，耳邊只剩轟鳴的心跳聲。

他咬緊牙關，勉強將車甩進路肩緊急煞車。他雙手顫抖地抓著方向盤，大口喘氣，癱坐在車內整整半小時才慢慢恢復。從那天起，他再也不敢開車通勤。

基本資料

年齡：38 歲

職業：廟公

背景：文祥年輕時透過遠房長輩的介紹，進入寺廟擔任行政人員，至今已工作 10 年。寺廟香火鼎盛，民眾虔誠，一開始頗為順利。

恐慌症病史：曾多次經歷恐慌發作，出現嚴重心悸、呼吸困難和胸悶等症狀。起初以為是心臟問題，輾轉就診心臟科與神經內科，檢查結果皆顯示正常，遂接受心臟科醫師的建議，轉診身心科。透過劉醫師的藥物治療，經過半年，狀況明顯改善。然而他在工作、感情與人際關係中的困擾未減，因此在醫師建議下開始接受黃心理師的心理治療，進一步探索內在壓力來源。

文祥的身心困境

恐慌發作時，猶如鬼門關前走一回

農曆七月半，中元普渡的大日子，香火鼎盛，文祥一早趕到廟裡，布置供桌、法器，安排信眾座位，一切如舊。他習慣這樣的忙碌，也早已看透工作中的不合理——老一輩師兄固守「祖訓」，就連椅子的擺放位置也要爭論許久。文祥雖然不以為然，但也不與他們計較。

廟前廣場熱氣蒸騰，文祥忙著指揮信眾入座，肩膀突然一沉，一種異樣的疲憊感壓在身上，他感到沉悶無力，呼吸也有點不順。他想也許只是天氣太熱了，就沒放在心上。

直到下午法會開始，鐘鼓聲響起，誦經聲此起彼落。文祥站在人群後方，猛然一陣眩暈襲來，心臟劇烈收縮，一股寒意沿著脊椎往上竄，讓他頓時四肢發軟。他的腦袋天旋地轉，胸口越來越緊，吸不到空氣。他知道這不是單純的疲勞，而是恐慌發作。他想開口求助，但喉嚨發不出聲音。他扶著柱子撐住身體，眼前的一切開始變形，誦經聲變得刺耳又詭異。「冷靜……」他努力安撫自己，但心跳快得像要撕裂胸膛，四肢冰冷麻木，只剩下一個念頭：「我要死了。」

一次又一次的恐慌發作，終於踏入身心科求助

恐慌開始在各種毫無防備的時候襲來。有一次，文祥跟朋友在夜市吃飯，氣氛熱鬧愉快，他原以為今天狀況不錯，應該沒問題，但就在他喝下一口冰涼的飲料時，熟悉的感覺再度襲來。最初是一陣心悸，接著胸口發緊，再接著是難以言喻的恐懼，讓他手裡的筷子掉在桌上。朋友察覺到異狀，關切地問：「你還好嗎？」

「沒事。」他蒼白的臉擠出微笑。他習慣假裝沒事，習慣忍耐，習慣工作上的壓榨與不合理的對待。他不想讓人擔心，更不想讓自己顯得脆弱，可是身體卻背叛了他。

隨著發作越來越頻繁，他終於意識到：這不是普通的壓力，這是一場無聲的折磨，這也

不是靠意志力能解決的問題。在心臟科和神經內科反覆檢查無果後，醫師建議他轉診至身心科，他懷著忐忑不安的心情，走進身心科診所接受治療。

擁有理想信念的人生劇本

當信念動搖，焦慮悄然蔓延

某些職業如宗教文化工作、教會、文化事業、社會慈善基金會等，都帶有強烈的理想性質，並擁有高度的專業話語權，與「廟公」的角色相似。這些工作的從業者往往是以理想為核心，以堅定的信念長期投入志業，並努力在工作中克服層層壓力，然而，這類工作的問題在於當這些人的信念動搖時，他們就很容易陷入焦慮。

如果缺乏適當的紓解與調適，焦慮會逐漸累積，最終導致心理疾病，甚至引發恐慌發作。就像文祥在寺廟工作，對神明懷有深厚敬意，並投入大量心力於宗教活動，他之所以如此努力，是因為他完全認同宗教的信念與價值觀，然而，長期以來，他承受著大量、不合理的工作負擔與不公平的人際關係，這些壓力他都選擇默默吞忍。

擁有理想信念的工作族群：醫療人員、老師、律師、高階主管

同樣屬於這類族群的還有燃燒自己、救治病人的醫療護理人員，他們憑藉信念支撐自己，勞心勞力、過度付出。然而，當工作環境逐漸以營利為主要目標，而非信仰或服務的價值，他們便會發現，自己的價值觀與現實環境出現嚴重衝突。久而久之，這種矛盾導致心靈失衡，進而引發恐慌發作，甚至影響人生方向。

還有學校的老師，他們原本全心投入於教育學生，關注學生的品德與全面發展，可是當學校越來越關注考試成績和營收，他們的教育理念就與現實產生了衝突。這種內心的拉鋸戰，讓他們最終無法平衡，心靈失調，並影響生理，導致恐慌發作。

法官、軍警、消防員等職業皆然，巨大的差異可能在一念之間發生；他們不斷付出，背後默默付出的努力不足為外人道，一切都是來自於信念跟自我要求。然而當上級的價值觀跟自己的價值觀漸行漸遠時，內在就會開始灰心喪志，信念逐漸動搖。

抗拒接受身心科治療及心理諮商

堅持理想而工作的族群碰上了困難，往往是用信念繼續苦撐。過去他們已經習慣了不輕易動搖，寧願選擇長期忍耐跟壓抑也不輕言放棄，然而，自我內在價值跟不同的人生觀會

持續發展，在內心裡會越來越想要「做自己」，導致兩個端點的觀念差距越來越大；而且，位階爬得越高，越不容易接受他人的幫忙，尤其是身心科或心理方面的協助。所以，除非有足夠權威的醫師或科學證據，像是心臟科教授一再叮囑，或是讓他們閱讀到足夠有說服力的醫學期刊，他們才會勉強來看身心科，但心裡依舊非常抗拒。

廣義來說，任何對自己的工作充滿理想、兢兢業業的人，可能都會面臨類似的困擾，且因為慢慢累積或種種原因，沒能來得及發現自己的問題，最後產生了恐慌，反而會摔得更重。

黃心理師的會談室

認識信仰不同的女友，開始質疑自己

文祥來到心理會談室，告訴我最近因為使用公款的事情，讓他壓力很大。他嘆口氣說：「我一直覺得如果能讓廟裡的環境更舒適，信眾來到這裡會更心靜。所以，我運用了公款來美化庭院，結果竟有人誣賴我濫用公款。」

「這讓你感到很挫折吧？」我語氣溫和地問。

文祥點點頭：「是的。我一直相信藝術和美能夠幫助人們找到內心的平靜。但現在，我開始懷疑自己是不是太自我中心了。」

「為什麼會懷疑呢？是不是跟你最近認識了一位女孩有關？」

文祥愣了一下，沉思一會兒後才開口：「她是天主教徒，我們因為宗教的差異，經常發生爭論。每次爭吵後，我都會想，難道是我的信仰真的有問題嗎？她的信仰堅定，讓我有些羨慕。相比之下，我開始懷疑自己一直以來的堅持是否正確。我是不是在逃避什麼？」

「信仰本就是複雜的，而非黑白分明。每個人的價值觀都是在不同的經歷中逐漸形成的。」我建議他跳出黑白分明的框架，去看看更多的可能性。或許這段新的關係就是一個契機，帶領他看到不一樣的世界、找到符合內心需求的答案。

與長輩因為價值觀不同而爭吵

隔了一週，文祥再次走進心理會談室。他告訴我這段期間他與寺廟長輩觀念不合，強烈的憤怒和無可奈何的感覺讓他再度恐慌發作，尤其當長輩一意孤行地決定舉辦募捐活動時，文祥越想越生氣、越想越焦慮……。

「我很努力想跳出黑白分明的思維，試著不去計較，但實在受不了那些倚老賣老的長輩叫大家服從。他們只關心捐款，根本不管信眾真正的需

求。我常常接觸信眾，知道他們需要的是心靈的安定和引導。想到這些，我就氣得喘不過氣。」

「每次遇到這種事，你就會氣到連呼吸都困難，這是不是你恐慌發作的原因？你不只是生氣，還覺得無力，想實現的理念一直被忽視；跟長輩抵抗，其實是在捍衛自己深信的價值吧？」

文祥無奈地說：「當然掙扎，不然怎麼辦？每次看到那些混亂的活動，實在很想直接衝上去理論，讓那些老人知道什麼是真正的信仰！」

文祥雖然想反抗，但心裡知道長輩們聽不進去。他的痛苦不只是這些長輩，而是內心的理念被忽視、理想無法實現，這讓他充滿無力感。

親密的女友卻不願意傾聽理解

文祥堅持理想，卻被寺廟長輩忽視，連自己的女友也不理解。他越想越煩躁，渴望獲得認可，卻屢屢碰壁，開始懷疑自己的價值，焦慮感與恐慌發作變得更加頻繁。

過了數週後，他沮喪地說：「前天我和女友大吵了一架，因為價值觀不同。我認為佛道教是修行與悟道的過程，剪裁花藝讓我內心平靜，就算寺廟不欣賞美化環境，我也願意堅持。但她卻說，上帝會替我安排最好的路，叫我別刻意追求。」

我點頭：「你感到很挫折，渴望她能理解你的困境。」

「我以前很欣賞她對信仰的虔誠與奉獻。但現在，她變得固執，連傾聽我的想法都不願意。」

他語氣越來越激動，憤怒逐漸取代最初的沮喪。

「你其實最在意的，是你們之間的溝通問題。你希望被她接納、尊重，也想讓她認同你的價值。」

他沉默片刻，低聲道：「是啊，我只希望她能理解我，而不是總叫我要改。」

我溫和地說：「這很正常，特別是在親密關係裡，每個人都希望被理解和尊重。」

「那我該怎麼辦？我真的不知道怎麼說，才能讓她明白我的想法。」

我告訴他，溝通的第一步，不是急著表達自己的立場，而是試著從對方的角度去看問題。先試著聆聽對方的想法，再分享自己的感受，如此才有可能得到雙向的理解。

渴望被理解

再次見到文祥，他的氣色比以前好，還帶著微笑。「最近我和女友的關係有點改善。我先主動傾聽她的心聲，她發現我變得有點不同，於是我們聊起了彼此工作上遭遇到的不順利。她的公司人事調動，遇到一個慣老闆，常常故意刁難、壓榨她。」

他停頓了一下，坦白道：「我很能理解她的感受，同時也感到如釋重負。以前她總是勸我忍耐，別執著，遇到不公平的事就放下。但當你真的陷入痛苦時，根本放不下，只會不停追問：為什麼自己要遭受這種不公平？」

我引導他深入自己的情感：「過去你承受很多壓力，渴望被理解，可是當同事、長輩、女友都不理解時，你會憤怒、失望、甚至感到孤單無助。」

文祥點頭：「其實我一直希望有人能理解我，這種孤獨感真的讓人受不了。有時候我也懷疑自己，這麼堅持是對的嗎？會不會是我錯了？女友說沒有人會為了別人的堅持而妥協，但我不甘心。我越想辯解，卻越急越說不出口，最後壓得自己喘不過氣。」

我告訴文祥，他的恐慌與壓力是來自於強烈渴望被理解。因為在乎別人的看法，才會陷入內心衝突——既想做自己，又希望被認同。

文祥點頭，卻又困惑：「但是如果我想被認同，就得聽長輩的；如果想做自己，就可能被批評。為什麼不能兩全其美？」

我回應：「你的困擾其實不在於真的無法兼顧，而是你認為只能選擇一邊。你覺得要不是忠於自己，就是服從他人，沒有中間選項。」

「那我要怎麼辦？」

我微笑道：「就像你對女友那樣，先聽對方的想法，再表達自己的立場。當對方感受到被理解，也會更願意理解你。這樣一來，你不會覺得委屈，也不會失去自己。」

換個角度思考，不再害怕被否定

幾週後，文祥回到診間，告訴我：「自從我敢表達自己後，發現了一些變化。別人開始理解我的想法，雖然不一定照做，但至少願意討論。我不再覺得被拒絕，反而發現，過去不是別人刻意反對我，而是我自己在否定他們。我之所以那麼堅持，是因為害怕被否定，才會拚命抗拒別人的意見。其實寺廟的長輩們不是針對我，而只是想讓寺廟運作順利。換個角度去看之後，我能理解他們的立場了。」

我點頭：「當你覺得自己被理解，也開始對別

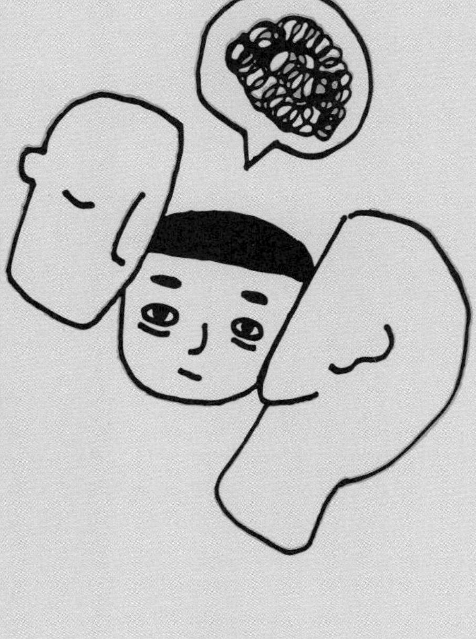

人的想法感興趣，這讓你更願意用開放的心態溝通。」

文祥笑了：「真的很神奇！跟女友也是，我開始好奇她為什麼這樣想？以前覺得她是在否定我，現在明白，她只是有她自己的觀點。我們的溝通變成了尋找交集，而不是爭輸贏。」

我說：「這是很大的進步。即使長輩或女友的想法和你不同，你會因為在乎他們，而願意去尋找平衡點。當你發現對方也重視你的意見，並且有共同目標時，就更能接受和自己不同的聲音。」

結語

文祥的核心困擾來自**對否定的恐懼**。

過去，他將他人的不同意見視為拒絕，導致他強烈堅持立場，試圖證明自己。然而，當他開始勇敢表達，才發現別人並非刻意反對，而是有不同考量。這讓他從「被拒絕」轉向「理解他人」，降低內心焦慮。

在與女友、寺廟長輩的關係中，他學會不把分歧視為否定，而是尋求共識；他也發現到，當自己願意傾聽，對方更容易接納他的立場。這樣的轉變，使他從抗拒中獲得解放，並找到關係中的平衡與自信。

故事2

「這輩子，難道就這樣了嗎？」渾渾噩噩的中年之路

#中年危機 #轉職創業焦慮 #職業倦怠 #自我期待落空 #生存焦慮

建文站在早餐店櫃檯後，雙手顫抖地按著計算機，卻怎麼也無法按對按鍵。顧客的聲音、油鍋的滋滋聲、老闆娘的催促聲混在一起，像浪潮般不斷襲來。

「建文，快點，後面還有客人！」老闆娘的喊聲讓他猛然一抖，手中的硬幣掉落，滾到角落不見了。他想彎腰去撿，卻發現雙手顫抖，雙腿沉重得像灌了鉛一樣，蹲不下去。

「我做不到……」他的喉嚨乾澀，視線模糊，低頭看著自己的手，卻感覺不到存在感。胸口像被無形的繩索勒住，無論怎麼吸氣，空氣都進不到身體裡。

基本資料

年齡：45 歲

職業：公務員

背景：在公務部門工作超過 20 年，日復一日的工作讓他感到迷茫與焦慮。曾嘗試轉職創業卻屢屢失敗。妻子多才多藝，朋友眾多，讓他覺得自卑和孤立。

恐慌症病史：建文的恐慌發作從胸悶、呼吸不順、輕微反胃開始，嚴重時會全身發麻、忽冷忽熱、雞皮疙瘩，身體各部位出現位置不固定的不明疼痛。健康檢查顯示需注意三高，但無重大疾病，家族有失眠與焦慮病史，部分親屬長期服藥。至身心科就診三個月後，恐慌發作頻率明顯減少。並進一步接受心理治療以幫助緩解壓力。

建文的身心困境

想轉職創業卻無計可施的焦慮

建文在公務部門工作超過二十年，雖然公務員薪水穩定，但他始終對自己的成就不滿意，心心念念想創業，於是他異想天開，去朋友的早餐店幫忙，卻發現自己連顆荷包蛋也煎不好。

那一天的恐慌症發作，讓他意識到自己出了問題。他終於願意承認自己根本無法改變什麼；這些年來，他一直以為自己只是沒找到機會，可是當真正面對改變時，他卻連最基本的事情都做不好，他不適應新的環境，學不會新的技能，甚至無法控制自己的恐懼。他開始懷疑，也許自己就是這麼無能，沒有資格擁有更好的人生。

中年迷惘與窒息的焦慮

「每次看著別人過得光鮮亮麗，我總覺得自己是不是也該有所改變……」建文的視線落在電腦螢幕上，報告的字跡開始變得模糊，如無法解開的亂碼。他用力眨眼，試圖專注，但胸口越來越悶，讓他喘不過氣。這就是中年危機吧？他自嘲著，對現狀極度不滿，思緒紛亂卻無法抓住任何清晰的想法。

時鐘滴答作響，每一聲都像在嘲笑他的遲疑。他的手無意識地握緊滑鼠，指尖發白，呼吸急促，耳邊嗡嗡作響。他環顧四周，同事們低頭忙碌，沒有人注意到他的異樣。他想站起來逃離這份窒息的單調，卻發現雙腿像被鎖住了一樣，心跳狂亂，冷汗順著額角滑落。

靜坐數十分鐘後，心跳才漸漸平息，他望向桌上堆滿的文件，電腦螢幕上是未完成的報告，內心只剩下無盡的厭倦與焦慮。「每天都在做同樣的事，這就是我的一生嗎？」看著同事們談笑風生，他卻像被排除在外。問題其實是出在自己身上嗎？時間推著他往前走，可是他根本不知道該往哪裡去。

穩定生活卻焦慮的人生劇本

職業穩定卻工作倦怠，與家人疏離

建文的工作穩定、資歷多年，收入也不錯，家裡的經濟狀況算是穩定，職業生涯沒什麼大的發展壓力，也沒有管理職或業績的負擔，為什麼還會得到恐慌症呢？

像建文這樣的中年男性，雖然工作壓力不大，然而每天上班下班，日復一日的工作逐漸失去了意義感。當工作內容不斷重複，自己彷彿成為機器的延伸，像工廠裡的齒輪，執行著標準化的流程，在單調乏味的環境，難以從工作中找到滿足感，也難以體會到任何成就感，在工作上缺少熱忱，久了之後便產生濃濃的倦怠感。

因為工作相對穩定，也較少接觸其他行業，他們對於目前的就業市場趨勢、職場文化以及薪資水準可能不那麼熟悉。此外，隨著孩子逐漸長大，親子之間的交流方式也發生了變化，他們跟不上孩子們喜歡的流行或偶像，彼此的話題變少，距離越拉越大。而他們與伴侶之間往往也沒有相同的興趣，他們的太太到了中年後可能發展出很好的社交圈，像建文的太太，她長期參加社區活動，像是跳舞、唱歌、繪畫或當志工，建立了強大的鄰里支持網絡，她的 LINE 一天到晚響個不停，朋友多得很。相較之下，建文雖然也有興趣和嗜好，但並不是非常投入，頂多用來打發時間而已。

與社會脫節，因而重新思考人生意義

過去，他從未思考過人生或哲學問題，甚至沒真正考慮過未來該如何規劃。然而，如今步入中年，他開始感到不安。工作倦怠、生活單調，這些問題像潮水般湧來，讓他無法逃避。「換工作會不會好一點？我要這樣過一輩子嗎？」每當這些問題浮現，心臟就猛然加速，手指發麻，呼吸急促。他焦慮地想：「如果離職呢？萬一找不到更好的工作？沒有穩定收入怎麼辦？」房貸、退休金、各種生活開銷的數字在腦海裡閃爍，交織成無法掙脫的網。他試著深呼吸，卻吸不到空氣，喉嚨乾澀，手心滲出冷汗。

深夜，他忍不住與創業成功的同學比較。社群網路上的風光——出國、談生意、發表見解——無不提醒著他遠遠落後。他不甘心，明明也努力了，為什麼依然困在這種生活？所有焦慮與無助膨脹到極限，但他能做什麼？離開這份穩定的工作？他不敢，甚至開始懷疑，自己真的有能力改變嗎？還是，他一直在幻想一個根本不存在的「更好人生」？

穩定表象下的生存焦慮

建文的生活看似穩定，卻潛伏著強烈的生存焦慮——這是許多人的共同疑問：「活著的意義是什麼？」

平時忙碌的生活讓人無暇思考，直到某個觸發點出現，例如家人健康出問題、工作環境變動，或是親友事業有成，讓自己感到被拋下。這些時刻，回顧起過往，孤獨感、自責與焦慮交織，甚至開始注意到身體老化的跡象，如視力退化、體力不支等等。雖然這些只是自然老化現象，但一旦意識到了，焦慮就開始像雪球般越滾越大。

建文突然察覺到這種生存焦慮，卻發現自己毫無準備。年輕時，他考上公務員，享受穩定薪資與優渥福利，曾是親友稱羨的對象。然而，進入中年後，他開始質疑自己，這些年來究竟累積了什麼成就？曾是優勢的公務員身分，隨時間推移變成束縛，薪資與發展受限，彷彿撞上了天花板。

更讓他焦慮的是，當年的同輩靠創業獲得成就，而他仍停留在過去的榮耀，無法前行。他意識到自己無法與他人競爭，被迫接受自己並不完美、不夠優秀，想奮力一搏卻受到年紀限制，這種內在衝突讓他極度不甘心，最終引發了恐慌症。

面對自己的失落與恐懼

「黃心理師，我一直在逃避事實，因為我不想承認自己其實根本沒有其他專長。」他坦承道。

「這是很難接受的事實，但承認它是你成長的第一步。」我肯定地說。「或許我們可以一起探討如何找到新的可能性；不過，現在負面情緒非常多，我們先從對自己失望開始談談吧？」

建文低頭沉思起過去的美好時光：「以前的我很聰明，學什麼都快，做事順利，幾乎沒遇過挫折。那時候根本不用努力學習，反正我不用花太多力氣就能成功。但現在算是報應吧？過去不夠努力，到了中年，發現自己沒有機會，也沒勇氣離職，怕踏出去找新工作會失敗。我試著找兼職，想再給自己一次機會，結果卻一團糟。現在的我不像年輕時學得快了，體力也變差，做事老是犯錯。以前覺得努力是笑話，現在才發現真正可笑的是我自己，連改變的能力都沒有，真是糟糕透了。」

我告訴他，要承認並接受自己不再那麼完美，不再像過去那般耀眼，也無力再讓自己發光發熱，確實是很困難的事情。

恐慌與焦慮的根源

建文無奈地說：「我每天這樣渾渾噩噩地上班下班，突然發現人生已經過了一半了，過去的風光都是屁！照鏡子看見自己都覺得討厭，每天上班無精打采，下了班想做點不一樣的事，又覺得很累。每天半夜醒來，想著到了中年的自己沒有半點值得驕傲的成就，年紀這麼大了，也沒有人會用我。一想到這些就覺得很鬱悶、很焦慮、全身感到很煩悶。」

我試著問他：「你的恐慌是不是和這些悶悶的失落感有關聯呢？身體和情緒往往是緊密相連

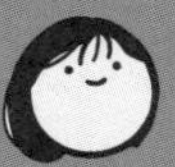

的，當你心中充滿了自責、厭惡與失望時，這些負面情緒容易反映在身體上，那種彷彿呼吸不過來的感覺，像心理壓力一樣無聲地侵蝕著你的身體，每一次的焦慮，或許是內心對自己的撻伐，讓你在身體上感受到那份無法言喻的壓迫，讓恐慌變得更加具體且真實。」

「所以，我的恐慌症是和我的心理壓力有關嗎？是我對自己不滿意的關係嗎？所以引發了我的恐慌發作？」建文恍然大悟。

建文所經歷的恐慌，不僅僅是對自己的厭惡和自我撻伐，還有對於改變的恐懼，那種渴望突破現狀的焦慮與無法實現轉職的挫敗感交織在一起。當他好不容易找到兼職工作，期待自己能前進，卻發現事實是殘酷的。失敗讓他深感挫折，同時也害怕下一個失敗；因為太害怕而警覺，然後警覺又讓他更加不安；自己不如以往從容，內心面對改變的不確定性，正是引發恐慌的核心所在，無法突破現狀的束縛，讓這種恐懼變得更加深刻。

學習放慢腳步，接受人生的「暫停」

面對真實的自己後，讓建文一蹶不振，好幾天的夜晚就癱在家中，被憂鬱感吞逝。「我現在感到好沒有希望，也沒有力氣去奮鬥了，過一天算一天吧！以前我還想要拚拚看，真是太天真了，不知現實的殘酷。」

我告訴建文不必這麼快否定自己，「選擇接受現狀、放下奮鬥並不是一種錯誤的決定，我們有時需要一段時間停下來反思、重新定位自己，而這段時間的停頓，未必就是失敗，那只是人生旅程中的一個暫停點。」

建文有點訝異：「原來人生還有『暫停』的想法！」

建文已踏入了人生的後半場，對失敗的恐懼讓他不敢再輕易嘗試。不過，當他決定放棄挑戰後，恐慌感漸漸消退，取而代之的是對自己的失望，但也正反映出內心渴望得到解答，對未來有所盼望，只是目前困境讓他無從下手。人生的「暫停」並不代表放棄，而是一種自我保護。給自己一些時間，不用急於對抗，慢慢去探索，人生的後半場並不一定非得要拚搏；有時候重新審視自己，找到讓自己安心的方式去過日子，也是一種智慧。

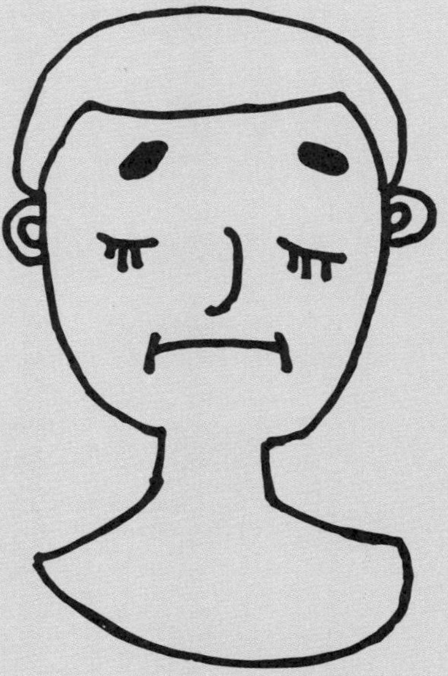

接受不完美的自己，重新定義人生的價值

經過一段時間的心理治療，建文逐漸接受自己的現狀，不再苛求改變。他的太太始終陪伴在側，支持並鼓勵著他，讓他開始在生活中找到真正能夠實現的目標，重新認識自己的人生價值。

建文說：「我曾以為人生就是不停奮鬥，但現在才明白，人生是用來體會的。在這段憂鬱的過程中，我感受到太太的包容和你的支持。過去，我對自己和周遭充滿不滿，總覺得應該不斷前進，直到發現自己沒有力氣衝刺時，那種恐慌感瞬間湧上來。我終於明白，不只是缺乏力氣，還缺乏時間，而這種人生的侷限，每個人都會遇到。現在，我學會接受自己的不足，放慢腳步，珍惜當下。」

我肯定地回應：「這是很深刻的體悟，放慢腳步、珍惜當下，也是成長的一部分。每個小小改變，都在塑造你的未來，這本身就是一種努力。」

建文微笑道：「至少我有一技之長，能養活家人。等到退休，也許還有時間發掘興趣。現在我懂了，除了成就，相伴才是最重要的。我雖沒有耀眼的成功，但也沒失去太多。花時間陪伴家人，讓我感到意外的踏實與滿足。」

結語

建文的人生不僅是追求外在成就，還有內在的平衡以及與家人的情感聯繫，特別是當他感受到太太的陪伴與支持時，他逐漸意識到人生不僅僅是競爭和成就，還有陪伴和情緒共享的價值。

這讓他從恐懼和焦慮中走出來，並開始以新的視角看待自己的人生，學會珍惜當下的時光，而這正是一段自我接納的過程。

故事3

「你是他兒子，一定很優秀。」只許成功不許失敗的人生

#父子關係 #自我期許 #家族期待的壓力

繼承家業的志強，最令他感到恐懼的還是父親。只要手機一震，看到父親的 LINE 訊息跳出來，他的心便像是被狠狠攥住一樣，瞬間窒息，喉嚨收緊，連簡單的呼吸都變得困難。手機訊息的字句還沒看清，他的腦海就已開始翻湧起過去那些沉重的責備，每個字都像利刃般地刺向他，使他的指尖發冷，恐慌感頻頻來襲。他沒有勇氣點開訊息，他知道，裡面可能藏著的是失望、責難，甚至是無聲的嘆息——這比任何言語都更能將他壓垮。

基本資料

年齡：35 歲

職業：傳統產業第二代

背景：志強身為傳統企業的第二代，在父親的期望中接下歷史悠久、但業績逐年下滑的老公司，他試圖創新改革卻遭遇種種失敗，打擊了他的自信心。

恐慌症病史：志強恐慌發作時心悸、全身冒冷汗、腸胃絞痛和身體四肢發軟，嚴重時會過度換氣。在多次急診檢查被告知無異常後，他明白自己的精神壓力太大而主動前往身心科。治療半年後，症狀已漸漸趨緩，僅在開會或接聽父親電話時發作，於是進一步接受心理治療。

志強的身心困境

懸崖邊的假象：當恐懼吞噬一切

雖然身為富二代，但志強很清楚自己只是一個普通人，他和其他人並無太大不同；大多數人安安分分地過日子，清楚自己的能力邊界，不會輕易冒險或逾越，他同樣明白自己的平庸，不會輕易做出超出自身能力範圍的事。

不過，當家族企業的重擔壓在肩上，父親的期待像一道沉重的陰影籠罩而來，他感到窒息，因為他知道自己並非天才，卻仍然被推向高處，像被迫站上鋼索的人，腳下沒有安全網，只有身後那道無形的壓力。於是他漸漸害怕犯錯，害怕自己無法勝任，害怕讓家人失望，甚至害怕所有人發現——他其實只是個普通人。當失敗來臨，那種全身顫抖的恐慌感會如潮水般洶湧襲來，責任如同鎖鏈，越掙扎就收得越緊，壓得他窒息，壓得他的心臟狂跳，壓得他的雙手開始顫抖。胃被狠狠攥住，頭皮發麻，腦袋嗡嗡作響，恐懼從四面八方湧來，無法思考，無法動彈。

被迫承擔責任，無法逃避

試錯的代價不再是幾百萬元，而是幾千萬元、甚至上億元，每一個決策失誤都可能成為眾人攻擊的靶心。錯誤被無限放大，被親戚冷眼旁觀，被員工私下議論，所有的目光都帶著質疑與嘲弄，彷彿等待著他跌落的瞬間。

志強感覺自己無法簡單抽身，無法輕易地說一句「這次不做了」便瀟灑離開。他想逃，但不管哪裡都沒有出口。於是，他只能死撐著，在恐懼與壓力的夾縫中喘息，逼迫自己站穩，逼迫自己做出決策，逼迫自己露出鎮定的表情，讓所有人相信他仍然掌控一切，然而，只有他自己知道，內心的恐慌早已失控，而他所能做的，只有勉強維持表面的鎮定，不讓自己徹底崩潰。

富二代的人生劇本

被放大平凡的壓力和枷鎖

富二代其實和普通人沒什麼不同，有著同樣的情感、同樣的掙扎、恐懼與不安，但家世與資源將他們推到聚光燈下，貼上「富二代」的標籤，不管他們做什麼，都會被放大審視。一旦失敗，他們不只是普通人的失敗，而是被視為「敗家」、「不知人間疾苦」、「靠爸媽」等等，成為笑話；即使他們只是想安分過日子，旁人的不平衡心態仍會如影隨形——他們的謙虛被說成「假裝平易近人」；他們的努力被認為「資源這麼多還這麼廢」。不論怎麼努力，都無法擺脫社會的質疑與敵意。

於是，他們變得謹慎、壓抑，害怕出錯，因為任何一個小小的跌倒，都可能成為眾人的笑柄、旁人茶餘飯後的話題。他們看起來抗壓性低、容易受傷，但並不是因為脆弱，而是因為他們的每一步都被放大檢視，每一次的失敗，都被無數的眼睛緊盯著不放。說到底，他們也是普通人，只是活在一個被過度關注的世界裡，被社會的濾鏡扭曲了模樣。

父親／富一代的角色

大多數富一代父母親對孩子的要求並不寬鬆，反而更加嚴苛，他們深知「寵溺」只是外界對富二代的刻板印象，真正的富一代不可能輕易放縱自己的孩子，因他們明白，自己的成功並不完全來自天賦或智慧，更多時候是因為機運。而機運並非人人都能複製，因此，他們無法容忍自己的孩子揮霍掉這份得來不易的資本，而是極力推動他們變得更強，培養實力，以便在機會來臨時牢牢抓住。

然而，對子女來說，這樣的期待卻成為無形的枷鎖，他們大多資質平庸，卻被迫背負「必須比別人更優秀」的壓力，因為他們擁有的資源讓他們沒有藉口保持平凡，他們的每一步都被拿來與父輩比較，被社會審視、被親族期待，彷彿不成為頂尖人才就是辜負家族的期望。在這種環境下，他們可能變得鬱鬱寡歡，無論如何努力，都感覺自己不夠好，活在陰影中無法喘息。他們可能選擇自我放逐，藉由沉迷享樂或極端叛逆來對抗這一切；又或者，他們選擇徹底逃離，寧願與家庭決裂，也不願再被這沉重的壓力碾碎。

富二代的痛苦，來自於「沒有選擇的自由」。

在父母陰影下，「必須優秀」的孩子

這樣的壓力並不只發生在富二代身上，許多醫生的孩子也面臨相似的困境。社會普遍認為醫生的孩子會遺傳父母的聰明才智，理所當然地能輕鬆考上醫學系，繼承家業，成為下一代的白袍菁英。但現實卻遠比想像中殘酷。

從小到大，他們活在「必須優秀」的期待中，每一次考試、每一次選擇，似乎都被家人、老師、親戚拿來衡量：「你爸媽這麼厲害，你一定也沒問題吧？」這種無形的壓力壓得他們喘不過氣。他們不只要努力，還要努力到能配得上父母的光環，否則就像是在「浪費天賦」，甚至成為家族的恥辱。然而，並不是每個孩子都適合走上這條路，有些人天資普通，無法輕鬆駕馭醫學系的課業，有些人則根本對醫學沒興趣，卻因為害怕辜負父母的期待而硬著頭皮前進，這樣的矛盾讓他們陷入深深的焦慮與自我懷疑——如果他們無法達到父母的高度，那是不是代表自己不夠好？是不是代表自己不值得？

這些無聲的壓力，比起任何外界的批評都來得更殘忍，因為它來自內心深處，來自一種對「不夠好」的恐懼。而最讓人無奈的是，許多菁英父母並不是刻意給予這種壓力，他們只是希望孩子有更好的未來，卻無意間將自己的成功變成一條無形的枷鎖，將孩子困在父母榮光的陰影之下。

不甘心的憤怒

志強坐在我對面的沙發上，眉頭深鎖，雙手緊握在一起。「我一直在想，要不要再次改變我們家傳統的花生糖配方。」他開口道，語氣中透著濃厚的壓力，「但是每次我提到這個想法，父親都只是淡淡地回我一句『別亂搞』。」

「我是不是該就這樣放棄？」志強的聲音突然提高，帶著不甘心和一絲憤怒：「我明明有能力去做出改變，為什麼每次我一有新想法，他就只會潑我冷水？」他站起身來，在會談室來回踱步：「我不想再這樣下去，什麼都要看他臉色，我要的是成就感，是自我肯定！」

「你對父親總是拒絕你感到憤怒，這讓你既不甘心又委屈。你明明一直努力提升公司的營收，卻還是遭到嚴厲批評。但我注意到，雖然我們談的是工作，對你而言，比起工作本身，你真正最在意的，是父親如何看待你。」我試探地看著他。

志強像是被點破心事般，愣了一下，點點頭：「很多人說我特別在意父親對我的看法。沒錯，父親從小對我特別嚴厲，凡事都要按照他的意思，讓我心裡很不平衡，為什麼別人家的孩子能自由決定人生，而我卻不能？但我又很怕他，不敢違抗他的命令。我不知道該如何是好，一方面我很尊重父親，但另外一方面又想要做自己，常常在做自己和聽從父親之間掙扎。有時候我直覺地按照父親的命令去做，但事後又對自己失望，後悔自己一點主見都沒有。」

志強對父親的感情是矛盾的，雖不認同他的要求，但又不敢違抗；想得到他的認同，但又看不慣自己只能追尋他的腳步，走不出自己的路。這是一個典型父親情結的案例。父親對志強來說像一座雄偉的高牆，不容易攀爬，也不會輕易倒下；父親是精神支柱，也是志強一輩子要奮力

黃心理師的會談室

越過和對抗的精神高牆，否則他就只能在父親的陰影下存活。而在陰影下活著，容易憂鬱和缺乏鬥志，久了更容易焦慮和膽怯，既害怕父親倒下，也無力對抗父親權威。

恐慌來自於害怕再次讓父親失望

「我在父親面前，總是特別渺小，他像一座無法撼動的雕像，沒有人能反抗他，我也不敢違抗。如果讓他失望，他會不會拋棄我？雖然這從未發生過，但我這輩子最害怕的，就是他那冷淡又失望的眼神。」他陷入痛苦回憶，神情掙扎：「我曾讓他失望過，那次，他只是呆坐在書桌前，一言不發。我羞愧得抬不起頭，想解釋卻說不出口。我以為他會責罵我，可是他只是沉默，那種眼神深深刻在我心裡。從那時起，我發誓不能再讓他失望。」

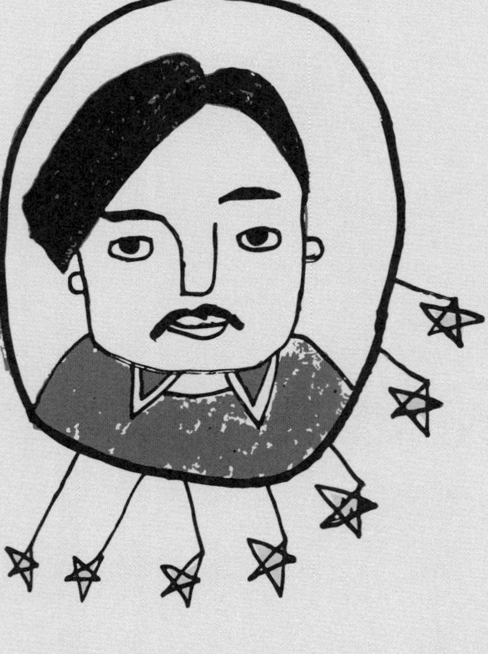

志強的手微微顫抖，我溫和地安撫他：「你最恐懼的不是父親的責備，而是他的失望。你寧願他大罵，也不願看到那種眼神。其實，你的恐慌症可能源於這段經歷，當你擔心自己是否再次讓父親失望時，那份深埋的恐懼便會浮現，讓你無助、害怕，甚至感到窒息。」

志強靜靜聽著，眼淚無法抑制地滑落，此刻的他，彷彿回到了當年那個無助的自己。

渴望被父親認同卻始終失望

隔週再見到志強時，他的眼神中透露著一絲決心：「我開始意識到，恐慌發作的根源來自於害怕讓父親失望，既然如此，我應該正視這份恐懼，想辦法解決它。」

我好奇地問：「你曾經有過一次成功得到父親肯定的經驗，對吧？」

志強點頭：「是的，那是我第一次感覺自己被父親真正看見。但現在，不管我怎麼努力，他好像對我失去了興趣，怎麼做都得不到他的認同。」

我溫和地說：「你多麼渴望父親的肯定，當你以為自己做得很好，卻仍得不到認同，那種落差更讓人失望吧？」

志強忍不住激動起來：「就是這樣！我拚命為公司尋找新的銷售方式，開發網路、直播、限時特賣，甚至請行銷公司拍影片宣傳，業績確實提升了！但在他眼裡，我像個小丑，他說這是譁眾取寵，讓家傳的花生糖成為大眾看熱鬧的『小丑』！」志強憤憤不平，「他根本看不到我的努力，甚至認為這只是曇花一現，說真正的生意靠的是品質，而不是行銷手法。但我這麼做，是為了讓家族事業傳承下去，他為什麼不能理解？為什麼總是否定我？」

他的語氣滿是委屈與憤怒，既想得到父親的認可，又無法接受一再的打壓，這份矛盾，正是他內心最深的糾結。

恐懼父親倒下

最近，父親的健康亮起紅燈，激起志強內心

最深的恐懼——害怕父親倒下。這段時間，他的恐慌頻發，話語哽在喉嚨的情況加劇，無論父親病情好轉與否，他仍無法擺脫那股揮之不去的不安，腦海中不斷浮現父親無力倒下的畫面，讓他的恐慌症狀更加嚴重。

「我好害怕父親倒下，雖然他正在治療，病情也有好轉，但我腦海裡不斷重播那天他站不起來的樣子……那麼剛強的父親，怎麼會變得如此脆弱？」志強忍不住潰堤，語氣顫抖，眼神充滿恐懼。

我深深理解他的無助：「是啊，過去你一直把父親當作堅不可摧的存在，如今你才發現，他也是有血有肉的，他也會生病、會倒下。你害怕的不只是他的健康亮紅燈，而是害怕失去他，這是你從未真正去面對的恐懼。

「當恐懼湧現時，試著緩和自己，回到當下。慢慢吸氣、慢慢吐氣，同時告訴自己：『父親正在好轉，他還在我身邊。』趁著現在，你想做些什麼呢？」

志強恍然大悟：「對，我應該提醒自己，他現在還好好的。我想多陪陪他，聽聽他對公司、對家族的想法，看看有哪些是我可以為他完成的。我想履行我們的約定，留下更多共同的回憶。」

重新找到自己與父親的平衡

隨著心理治療的深入，志強漸漸意識到，他的掙扎不只是來自工作上的壓力，更源自於內心對獲得父親認可的渴望。他開始學習如何在不失去自我的前提下，與父親建立新的相處模式，既能尊重父親的價值觀，也能堅持自己的想法。

「自從父親生病後，我不再像以前那樣害怕他。他有時嚴肅，有時脆弱，當他精神恢復時，他是那個嚴格的大老闆，但當他生病時，他就只是一個普通的老人。我開始明白，他的嚴肅是因為對家族企業的責任感，而我現在也更有信心，我可以克服過去的恐懼！」

志強語氣堅定地說：「這次，我不僅在行銷上成功突破，直播花生糖的製作過程大受好評，也在其中找到了一種平衡。我認同父親對傳統的堅持，但我也堅持自己的創新方式。我不只是改變了公司的行銷方式，更是重新找回了自己的勇敢和堅強。」

我帶著欣賞與祝福回應：「你找到了屬於自己的路，不僅為家族企業創新，也重建了與父親、與自己的關係。你的成長與勇敢，值得肯定。」

結語

志強長期活在父親的影子下，渴望得到認可，卻始終害怕讓父親失望，這份壓力讓他陷入恐慌與焦慮。即使在工作上努力創新，他的成果仍無法獲得父親的肯定，讓他更加沮喪。

然而，當父親生病後，他開始重新審視這段關係，發現父親並非不可動搖，而是個有血有肉、有著脆弱一面的老人。志強學會在不失去自我的前提下，找到與父親的平衡；他不再盲目迎合，也不再畏懼對抗，而是以自己的方式傳承家族事業。

他終於找回自信，既認同父親的價值，也堅持自己的理念，實現了真正的成長與突破。

故事4

「在家裡帶小孩，很好命吧？」全職媽媽的壓力誰人知

＃親子溝通 ＃全職媽媽 ＃孩子拒學

手機一響，詩晴整個人跳起來，她的心猛地一縮，窒息感襲來，喉嚨發乾，來電顯示是偉偉的學校導師；她緊緊抓住著手機，卻遲遲不敢按下通話鍵。她害怕那熟悉的聲音再度響起，每次學校老師打來都是那句：「媽媽，偉偉又惹麻煩了，請你來學校一趟！」、「媽媽，我建議你帶偉偉去醫院評估，我懷疑他有過動症。」聽見老師這句話，她身體發冷，冷汗直流。

基本資料

年齡： 30 歲

職業： 全職媽媽

背景： 詩晴育有兩歲的女兒小雨與小學一年級的兒子偉偉。由於小雨有發展遲緩，詩晴便辭去工作專心陪伴孩子。然而，偉偉上小學後卻適應不良，經常在學校情緒失控，老師多次來電，讓她倍感壓力。

恐慌症病史： 初次發作時，產生心悸、大量冒汗、顫慄發抖和嚴重梗塞感，特別是當出現與孩子有關的壓力時，恐慌症狀更是加劇。她主動就診身心科，經過門診治療後，詩晴也與黃心理師約診，以分析自己的親職壓力。

詩晴的身心困境

排定好的行程被打亂，引發各種焦慮

詩晴每天清晨六點準時起床，馬不停蹄地為全家準備早餐，送偉偉上學後，立刻趕回家帶小雨去上職能治療課。中午再接偉偉放學，安頓午餐後送他上英文課，接著帶小雨回家小憩，趁這短暫空檔準備晚餐，直到先生下班，一家人終於能圍坐在餐桌前。

她的行程緊湊到幾乎無法喘息，只要一個環節出錯——偉偉在學校有狀況、小雨鬧脾氣不願上課、先生晚歸導致晚餐延後——焦慮便如骨牌般倒塌，層層壓來，讓她喘不過氣。熟悉的恐慌感瞬間襲來，呼吸急促、身體顫抖，

深怕事情做不完。而每天的生活像不斷趕場、過關斬將，絲毫沒有喘息的餘地。她發現自己被焦慮困住，哪怕是再小的變故都可能壓垮她，讓她失控。恐慌變得越來越頻繁，光是想到事情可能做不完，便感覺如窒息般地難以呼吸。

忍耐到最後的崩潰

一大早的清晨，詩晴卻已焦躁不安：「偉偉，快點！要遲到了！」她手拿衣服和便當袋，不斷地看著時鐘。「襪子呢？怎麼又不見了？」她轉過身來，看到偉偉在床邊玩著玩具。聽見她急切的催促後，偉偉才慢條斯理地拎起一隻襪子，不慌不忙地把腳丫子抬起來，弄了老半天還穿不好。詩晴忍不住焦躁地大喊：「為什麼每次都這樣拖拖拉拉？快點！」她深吸一口氣，壓抑住即將爆發的怒氣，偉偉慢吞吞的步伐不斷刺激詩晴的耐心。

偉偉抬起頭怯生生地說：「我不想上學。」這話在詩晴的心頭炸開。「不想上學？你就是得要去學校，沒得選！我沒有時間顧你！」她猛地揮動手臂，怒氣衝上喉嚨，狠狠地瞪著孩子。偉偉嚇到了，眼神中閃過委屈。詩晴看著他無助的模樣，才驚覺自己又失控了。但她真的忍不住，焦躁與壓力讓她快要爆炸。

全職媽媽的劇本

像詩晴這樣一打二的全職媽媽，承受著來自各方面的壓力，包含時間、家庭、社會、經濟，和自己對身為人母的期待，更別說除了一打二之外，還得另外特別照顧發展遲緩和情緒困擾的孩子，勞心又勞力。許多人以為全職媽媽的工作很輕鬆簡單，只是帶帶小孩，無法體會她們每天所承受的龐大心理壓力。

時間與精力的消耗

時間的破碎化是全職媽媽面臨的最大挑戰之一，她們的時間被孩子的作息、需求、學習和情緒所填滿，還得隨時分心處理煮飯、洗衣、打掃等家務勞動，她們很難有一段完整、不被打斷的時間來完成一件事情，常是一心多用。

長期處於這樣的狀態容易讓她們感到疲憊，甚至產生焦慮和無力感。如果全職媽媽有多位孩子，時間壓力會進一步增加，萬一孩子是較難帶的特殊兒童，需要特別的關注，媽媽往往得額外投入時間和精力，更沒有時間分配給自己或其他孩子，導致更大的情緒壓力和自責感。

缺乏社會認同與成就感

一般的職場上有明確的績效指標，例如升遷、獎金、主管的肯定等，讓人能夠清楚看見自己的進步與價值，但育兒和家務卻是循環式的勞動——孩子的需求永遠無窮無盡，家務做完了很快又回到原點，沒有具體的「成果」，讓全職媽媽容易陷入「我到底做了什麼？」的疑問。甚至全職母親的付出常常被忽略、貶低，被視為一切都是理所當然的。

全職媽媽更是難以向他人啟齒其辛酸，即使媽媽是因孩子的特殊發展需求而辭掉工作，社會中的他人仍可能認為「你是不是懶惰才無法兼顧家庭和事業？」或「整天在家只是顧小孩而已，應該很輕鬆吧？」這樣的社會眼光，常常會讓全職媽媽陷入自我懷疑。

自我價值感下降

若長期處在缺乏認同的狀態，容易讓全職母親陷入「我是不是很沒用？」的負面情緒，懷疑自己是因為能力不足，才成為全職媽媽。

或是將重心全部放在孩子身上，日復一日地處理家務與育兒，難以接觸到外界的變化，因此當親朋好友聊起職場上的挑戰、升遷、學習時，她可能會感到一種被「甩在後面」的恐懼：「如果我想回到職場，還能勝任嗎？」這種擔憂會使她的自我懷疑進一步加劇：「我是不是除了媽媽這個身分，什麼都不是了？」

倘若她也曾經有過興趣與夢想，如今卻因為家庭而擱置，可能更加深內心的恐慌：「這樣的我，還有價值嗎？」

孩子的行為影響自我評價

若家裡有特殊兒童，其需求往往更為複雜，母親需要投入大量的時間與精力去照顧、教育與陪伴。例如本篇故事當中，女兒小雨的發展遲緩，可能需要母親反覆教導簡單的技能，卻看不到明顯的進步，這會讓媽媽深感挫折；兒子偉偉的情緒問題，讓詩晴不斷在學校與家庭之間奔波，既擔心老師的要求，也害怕孩子受到傷害。

當母親日復一日地努力，仍無法讓孩子如同其他孩子一樣成長時，她會產生深深的無力感，並懷疑：「是不是我做得不夠好？」

此外，特殊兒童通常更依賴母親，這意味著媽媽幾乎沒有喘息的機會，即使孩子睡著了，她可能還要半夜查找資料、找資源、思考該如何幫助孩子。這種長時間的、持續性的消耗，容易讓媽媽陷入身心俱疲的狀態。

內疚感讓母親苛責自己

「我真的忍不住對偉偉發火！」詩晴掩面羞愧地說：「他又拖拖拉拉，害我差點來不及送妹妹上課。我氣得大吼，怪他讓我遲到、害我要向老師道歉！」她哽咽地說：「過去的我從不遲到，從不需要這麼低聲下氣地賠不是，如今卻變成一個不斷犯錯、一直道歉的媽媽。」

不只是對孩子發怒，詩晴也自責自己不再是那個準時、有效率、掌控一切的母親。我分析道：「當你感覺失控，最直接的情緒就是憤怒。而這份憤怒，不只是針對孩子，而是來自你內心深處的焦慮——你害怕自己是個失敗的母親。」

「我真的很自責，為什麼我又失控了？孩子沒有錯，我知道他還不適應學校，但我就是忍不住責怪他，為什麼別的孩子可以，只有他不行？我好累，最後總是罵完又後悔，我是不是一個糟糕的母親？」

我溫和地說：「這份矛盾正說明你非常在乎孩子，也重視自己身為母親的角色。當你看到孩子適應不良，內心其實是焦慮與擔憂，擔心他的未來，也擔心自己做得不夠好。當這些壓力累積久了，恐慌便隨之而來。」

詩晴的焦慮來自兩個層面：孩子的適應問題，還有對自己為人母的自責。她一直努力做好媽媽的角色，不自覺地用完美標準要求自己。當她全力以赴時，也期待孩子表現得好，甚至覺得孩子應該理解媽媽的努力並確實做到。然而孩子的成長並非線性，需要時間發展。我告訴詩晴，她需要學會調整期待，允許自己和孩子都不完美。

覺察「完美母親」的期待，改變親子互動

詩晴開始放慢腳步，覺察自己對於成為「完美母親」的追求，是否影響了對孩子的包容與耐

心。她感慨道：「心理師，自從你點醒我後，我才發現，原來我的恐慌與對成為完美母親的執著是緊密相連的。我以為我只是擔心孩子在學校出狀況，卻沒意識到，自己變得越來越無法忍受孩子出錯。我不想再勞心勞力，所以開始對他要求更多，希望他不犯錯。」

停頓了一下，她繼續說：「當我有這些覺察後，對孩子的耐心也變多了。以前我第一時間會怪罪孩子，現在我會先停下來，想想自己是否因焦慮而影響了孩子的情緒。」

某天，她煮飯時心情煩躁，晚上偉偉小聲地問她：「媽媽，我是好孩子嗎？」她心頭猛然一緊，那天偉偉表現很好，卻因她的煩躁而感到不安。那一刻，她更明白：「照顧好自己，才能真正照顧好孩子。」她抱住偉偉，向他保證：「你是好孩子，媽媽很愛你。」

我對詩晴說：「當偉偉問你時，他不是責怪你，而是在尋求你的認可，渴望被愛、被接納。而當你選擇安慰他，而非批評或忽略，他感受到滿滿的愛。這也讓你覺察到，你想成為一個給愛的母親，而不是受到焦慮與苛責影響的母親。」

提到愛自己，詩晴感動地哽咽：「孩子出生後，我的世界就圍繞著他們轉，我總想著怎麼讓他們更好，卻從未關心自己。直到有一天，我才發現，自己的情緒只剩焦慮、不安和煩躁，彷彿所有屬於我的部分都被吞噬了。我一直關心孩子，卻沒問過自己：這樣做對我好嗎？我怎麼做才能快樂一點？」

「長久以來，你全心投入孩子，很少停下來問自己：我累了嗎？我需要什麼？現在開始關心自己也不遲。」我教她如何透過「身體掃描」的練習來放鬆。

「你可以透過身體覺察來幫助自己，比如在睡前將注意力放在身體的不同部位，感受是否出現緊繃，並透過輕微伸展或熱敷來舒緩，同時搭配深呼吸，把專注力拉回自己身上。當你開始關照自己的身體與心情，生理與心理的焦慮也會慢慢減少。」

學會接納不完美，找到內心的平衡

經過三個月的心理治療，詩晴逐漸學會傾聽自己的聲音，將注意力從無止境的付出轉回自身。剛開始，她仍會因忙碌而忽略自己，但隨著一次次的練習，她慢慢找回「重視自己」的節奏。她不再一味地耗盡自己，而是在愛孩子的同時，也學會溫柔地愛自己。

回到治療室，詩晴回顧這兩週的轉變：「自從練習覺察身體後，我才發現身體一直在向我發出訊號，只是過去我從未留意。前陣子妹妹發燒，我整天抱著她，累到肩頸痠痛、心情低落，以往這種煩躁會影響到孩子，但這次我先覺察到了自己的情緒，不再將負面感受轉移到孩子身上，反而變得更有耐心。」

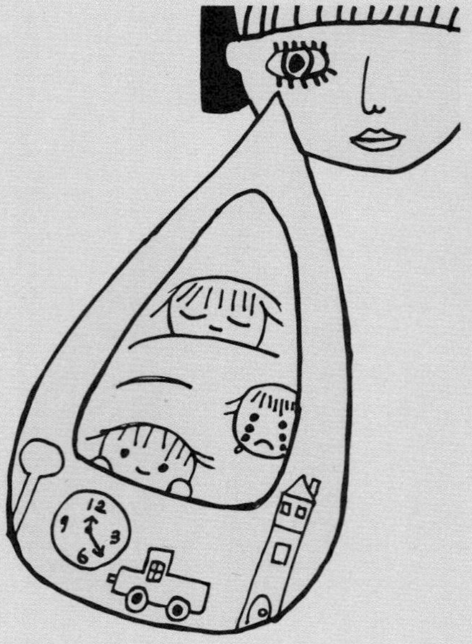

她分享：「這幾天偉偉上學又鬧脾氣，以前的我一定會發火，但這次我停下來，耐心聽他說，才發現他其實是害怕被老師責罵，讓我重新理解他的拖延不是故意搗蛋，而是來自恐懼。當我

意識到這點，心狠狠地揪了一下，決定鼓勵他，並和老師溝通，請老師以鼓勵代替責罵。我希望他能第一時間告訴我他的苦惱，而不是被恐懼困住。」

我溫和地回應：「當你開始覺察自己的情緒，便能選擇更溫柔地對待自己，而這份自我覺察也影響了你與孩子的互動。你不再急於指責，而是停下來傾聽，這讓你真正理解他的內心，而不只是解決表面的問題。同時，你也學會照顧自己的感受，而不再讓焦慮無限累積，這樣的轉變，不僅讓你更貼近孩子，也讓你更貼近自己。」

詩晴感動地說：「這是心理治療帶給我最深刻的轉變。過去，我總把所有心力放在孩子身上，從未真正傾聽自己。當我在治療中被傾聽、被接住，我才發現，自己也是值得被關注與理解的。這段旅程讓我明白，每一個來自內心的聲音都很重要，值得被好好對待。」

她笑了笑，說：「現在，每晚的 me time，我不再只是處理雜事，而是留時間關照自己，提醒自己去做真正想做的事，每天踏出一小步，慢慢找回真正的自己。」

結語

經過心理治療，詩晴學會覺察自己的情緒與身體狀態，不再被「完美母親」的期待所束縛。

她意識到先好好照顧自己後，才能真正照顧孩子；開始放慢腳步，學會傾聽，而不是急於責備。當她耐心聆聽孩子，才發現孩子的問題其實來自於恐懼，而非故意搗蛋，這讓她對親子互動有了更多包容與理解。她也開始留出時間關照自己，而不只是處理家務。

這段心理治療旅程讓她了解到，自己值得被關注與理解，於是學會放下焦慮，一步步找回真正的自己。

故事5

「好懂事好貼心的孩子！」總是照顧別人，卻失去了自己

#女性犧牲奉獻 #關係討好 #忍耐壓抑 #照顧者

玉萍踏進辦公室，心跳莫名加快，前方的主管協理身影熟悉又讓人厭惡。她默默地安撫自己：「今天一定要忍住。」但胃裡的厭惡感迅速蔓延。協理突然咳嗽，那沉重的喉音震得她全身一顫，腦海瞬間閃回他怒罵自己的畫面。「別想了！」她試圖調整思緒，卻感覺呼吸越來越急促，胸口像被無形的大手壓住，喉嚨緊縮，心臟狂跳，耳邊嗡嗡作響，雙手開始顫抖。她猛地站起，椅子發出刺耳聲響，幾個同事側目，但她顧不得了，腳步踉蹌地衝向洗手間，背靠著門滑坐在地上，全身癱軟。

基本資料

年齡：38 歲

職業：科技公司的專案組長

背景：來自傳統家庭，父母對她要求甚高。家中有一個身心障礙的弟弟，從小肩負照顧弟弟的責任。單身的她長期壓抑忍耐，習慣照顧他人，因而衍生出慢性焦慮。

恐慌症病史：嚴重恐慌發作時曾進出幾次急診，但檢查結果皆正常。在長達半年的來回猶豫之後，終於來到身心科開始接受治療。

玉萍的身心困境

討厭一個人引發的恐慌

長久以來，玉萍討厭職場上一個比較資深的男協理，他的個人衛生習慣很差，呼吸聲很大聲，讓她甚至覺得與他在同一個辦公室呼吸一樣的空氣，都令人感到厭惡；玉萍除了忍受長期焦慮和不定期的恐慌發作之外，每天踏進辦公室前都會覺得相當痛苦。她在座位上如坐針氈，每分每秒都很不舒服。雖然對方不至於會來跟自己互動，也沒有什麼實際上的騷擾，但就是感覺非常非常討厭。

曾有同事試著打圓場，說對方稍微改變了，變得更注重形象，但玉萍心想：「幹麼那麼無聊，時時刻刻注意他？」可是偏偏就是因為太討厭了，即使不想注意，仍會下意識地關注他的一舉一動，甚至連他抖腳、亂丟糖果紙都讓人感到火大。

有人認為是她太過在意，既然對方已有改善，為何還這麼計較？但他們不懂：這是一種根本無法逃脫的感覺。他在他自己的座位上脫掉鞋襪，有夠噁心，但是他說那是他的自由，而且旁邊同事都沒說什麼了，距離那麼遠的你，到底關你什麼事？

種種不舒服的感覺一直湧上來，為了工作、為了薪水，玉萍又沒辦法馬上離職，說走就走。這種被困住的感覺，實在是讓自己喘不過氣。

夜晚重現童年恐懼

夜深時，玉萍躺在床上，以為自己熬過了一天的壓力，能好好地睡上一覺，但腦袋卻無法停止轉動；當她的眼皮逐漸沉重時，一個熟悉的場景突然浮現——那是她小時候的家，弟弟躺在床上無助地哭泣，母親的責罵聲刺耳而冰冷，而她蜷縮在角落，手裡緊緊抱著一本作業本，不知所措。

她驚醒，胸口劇烈起伏，額頭已被冷汗浸濕，想提醒自己這只是個夢，但那股壓迫感卻重重地壓在她的胸口。她心跳狂亂，掙扎地嘗試著坐起來，四肢卻像被束縛住一樣沉重，連抬起一根手指都無比艱難，而且喉嚨緊縮，她試著呼吸卻吸不到空氣。而那段記憶開始瘋狂地重播——母親說話的聲音刺進她的耳朵：「你真沒用，連弟弟都顧不好！」過去的場景與現在的黑暗重疊，她彷彿回到過去成為那個被責罵的小女孩，眼淚決堤而下，發出了壓抑的啜泣聲，但是這聲音卻異常陌生而遙遠，彷彿整個世界都在嘲笑她的無能。

她掙扎著坐了起來，雙手抱住膝蓋，蜷縮成一團。「為什麼又是這樣……」她喃喃自語，明明知道事情已經過去了，母親的責罵和童年陰影早已遠去，但那份無助卻像一道永不癒合的傷口，每一次觸碰到都讓她痛不欲生，恐懼的感覺在身邊不斷徘徊。

犧牲奉獻的人生劇本

像玉萍這樣的人，他們在任何場合或心境下，都只能從犧牲奉獻中看見自己。玉萍從小就被教導要自我犧牲、照顧弟弟，而在付出的過程中，因為不斷獲得父母的正向回饋，大腦的迴路逐漸將「犧牲奉獻」內化為座右銘，因此相對地，只有透過這種犧牲奉獻，她才能感受到自己的存在。

壓抑與忍耐的求生策略

玉萍面對困苦時，根深蒂固地一貫以壓抑、忍耐、忽視的方式來應對。從廣義上來說，堅忍不拔確實是一種優點，而這股力量也幫助她度過了從小到大的生命歷程，包括在家庭與學校所面對的挑戰。某種程度上，可被視為一種成功的求生策略。

然而，這種固定不變的求生策略，在面對不同情境時卻可能會失效。無法逃離原生家庭，那至少可以逃離遭受霸凌的學校吧？無法逃離遭受霸凌的學校，那至少可以逃開剝削自己的公司吧？無法逃離剝削自己的公司，那至少可以自我放逐，哪怕只有一分鐘也行吧？

答案是，通通不行，因為這違背了她「忍耐壓抑、犧牲奉獻」的基本信念。

投射心理的表現

不僅如此，這類人還會不自覺地將內心的壓力向外投射，就是所謂的投射心理。例如，自己存著零用錢捨不得花，還忍住不吃冰淇淋，但看到弟弟妹妹因無法吃到冰淇淋而失望，便無法忍受了，最後慷慨解囊。自己可以忍受挨餓，但看不慣自己照顧的下屬餓肚子；自己可以忍受客戶的怒氣，但無法忍受自己帶的新人成為客戶發洩的對象。

這些行為看似為他人打抱不平，實際上多是自己內心感受的投射，由於內心的設定不允許自己抱怨或抗議，這些情緒只能潛意識地透過他人表達出來。

此外，玉萍從小對性別不公的現象深有感觸，對家人的深厚情感以及默默吞忍的習慣，讓她在面對不公平時難以釋懷。當她的下屬被客戶指責時，玉萍會先入為主地認為這是因為下屬是女性，才會受到苛責；這勾起了她內心長期的不平衡感。

調整心理模式的挑戰與應對

無論是家庭關係中的親疏遠近，還是職場上的輕重緩急，「犧牲奉獻」的自我價值觀早已深植於這些人的心中，要徹底改變，並不容易。然而，至少可以在適當的情境下進行分析，而非在所有情境中一成不變地套用。

在不同情境下，運用不同的力道，即使仍遵循同一套心理模式，但至少能減輕傷害，降低情緒帶來的影響。如此一來，雖可能會遭遇挫折，但不至於造成嚴重的傷害。

習慣自動接下燙手山芋

玉萍疲憊地走進心理會談室，眉宇間寫滿了壓力。「我真的受不了辦公室那位男協理，不只是他的衛生習慣，還有他盯著新人的態度。我擔心他會為難小雅，所以忍不住幫她處理工作。」她嘆了口氣：「光是教小雅填一個業績報表，不知道就教了幾百次。同事提醒我不要一直幫她，讓她自己去問去學。我也知道，可是每次看到她被罵，我還是忍不住出手接下這個『燙手山芋』，結果把自己累得半死。」

我請玉萍先不急著責備自己，先想想自己是以什麼樣的心情接下「燙手山芋」。「這好像是在說你會自動接下麻煩的事，就好像你上次說小時候會主動接下照顧弟弟的責任。你只要看到身旁的人受苦，就會忍不住想幫助他們，這是什麼樣的感受呢？」我問。

她愣了一下，她從未想過自己會有什麼樣的感受，也無人問過她的心情。「如果我不幫忙的話，就會很自責，覺得自己不該袖手旁觀。小時候，爸爸媽媽工作很忙，還要照顧弟弟，所以我從小就很懂事，主動幫弟弟準備三餐，爸爸媽媽很驕傲，向別人稱讚我是貼心的好姊姊。我自然而然覺得照顧弟弟本來就是我應該做的，可以讓爸爸媽媽休息，讓他們開心。」

「你想讓爸媽開心，因為你愛他們，但你自己也是孩子，你做了照顧者的角色，誰又來照顧你呢？誰能了解你的辛苦呢？」

她沉默了。「沒有人……其實沒有人。老實說，我知道我爸媽很愛我，但我覺得很孤單。我以為只要我乖乖的，他們就會更愛我。」

「你希望照顧弟弟能得到爸爸媽媽的認同，雖然你真的是心疼弟弟，但其實你更想要得到爸爸媽媽的愛。」玉萍的犧牲奉獻已成為根深蒂固的習慣，難以輕易改變。心理治療的過程，對她而言將是一場掙扎——想改變，卻又無法擺脫舊有模式。她也必須重新檢視過去的人生信念，重新建立自我。

往往，犧牲奉獻必須到了粉身碎骨、失去自我的程度，甚至遭遇他人的冷漠與絕情，才會讓人真正醒悟。而這正是療癒的開始。當玉萍意識到，這種模式雖然成就了他人，卻讓自己逐漸失衡，她才能開始學會為自己而活。

過度努力與奉獻，是為了獲得爸媽的愛

「小時候，只要把弟弟照顧好，爸媽就會笑著摸我的頭，說我是最乖的孩子。他們不用多說什麼，我就會主動去做，只為了換得那句稱讚。」

我溫柔地回應：「是啊，你自動自發地做到他們期待的事，換來稱讚，但內心仍然孤單。因為那不是真正的你，而是爸媽想要的樣子。你努力像個小大人，才能得到關愛，但你終究也是個孩子，會害怕、會孤獨，會渴望被真正理解。」

玉萍的眼神逐漸模糊，情緒如潮水般湧上心頭。「我從沒想過……這些道理竟然也是我感到焦慮與痛苦的根源。我以為，照顧別人是理所當然的，但現在才明白，這也是我假裝堅強、壓抑自己的方式。爸媽看到的，是那個懂事的女兒，卻從沒真正看見我的害怕與疲憊。」

我向玉萍指出，她一直以來為爸媽承擔了太多，甚至放棄了身為孩子的權利。她以為只有當個懂事的小大人，才會被接納、被愛。但這些付出，卻讓她失去了真正的童年。

「或許你心裡的苦，是來自於發現自己從未真正做過一個孩子。」我輕聲說。

玉萍沉默良久，淚水悄然滑落。她緩緩點頭，眼神裡透露著痛苦，也浮現著領悟。

習慣迎合他人，卻逐漸迷失自己

玉萍意識到自己長期的焦慮與童年的匱乏經驗息息相關。她總是害怕被討厭，極度渴望別人的認可與稱讚，甚至在看到他人焦慮不安時，會不由自主地感到憐憫，彷彿透過照顧別人，能安撫自己內在的脆弱。

「我會特別注意小雅，因為她讓我想起自己，也讓我想到弟弟。她努力尋求同事的接納，就像我一直想得到爸媽的認同。看到她被批評，我會忍不住想保護她，就像當年保護弟弟一樣。」

我引導她深入這份心酸，她聲音哽咽：「那種酸楚是隱隱的痛……是對自己感到心疼。每當我焦頭爛額，卻沒有人理會時，我會氣自己為什麼總是當爛好人，把所有責任都扛在身上，搞得自己又焦慮又恐慌。」

玉萍開始了解到，長久的犧牲與奉獻，忙於滿足別人的需求，卻忽略了自己；她一直活在別人的期待裡，漸漸不清楚自己是誰。「我從沒意識到自己一直在犧牲，難怪總覺得悶悶不樂。我以為自己體貼，卻發現，其實我只是害怕被批評，不敢做自己。」

玉萍的這個發現很重要，她開始觸碰內心真正的需求，這是找回自己的第一步。接下來的路或許不容易，但會是一條充滿希望的旅程。

玉萍眼角泛著淚光，卻露出了一絲釋懷的微笑，點點頭：「或許，是時候好好看看，那個真正的我了。」

對他人的厭惡，其實是對自己無法做自己的投射

透過心理治療，玉萍逐漸找回自己，並了解到自己在家庭與職場中習得的應對模式。她坦言：「我發現，拚命當好人只會讓自己疲倦，沒有

人真正珍惜我的付出，反而是我自己心裡憤憤不平。之前會談時，我提到我討厭的那位男協理，現在我想通了——其實，我厭惡的不是他這個人，而是他能夠自在地做自己，但我卻做不到。所以，我把對自己壓抑的怒氣，投射到那些毫無顧忌的人身上，覺得他們怎麼可以這麼輕鬆。」

「你的焦慮與憤怒，來自於長期的委屈與壓抑，對外不能發洩，對內又無法承受，最後轉化成焦慮與恐慌。現在，你開始學會把自己的感受放在第一位，試著在自我需求與他人期待之間找到平衡。」

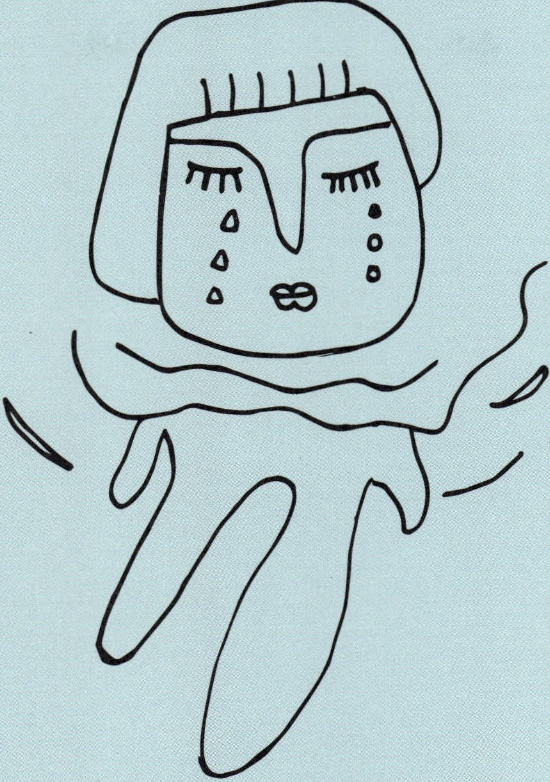

玉萍點頭：「是啊，我不想再因為委屈自己而加深恐慌。開始不再當爛好人後，心情也輕鬆許多。別人不會因為我的犧牲而更加珍惜我，反而會習以為常，不當一回事地忽略。相反地，當我開始劃清界線，心裡反而更平靜了。」

我鼓勵她進一步探索：「那麼，現在的你會如何表達自己的情緒？讓我們更具象化你的成長歷程吧！」

玉萍帶著信心地說：「過去我總是不關心自己的感受，現在開始有意識地詢問自己『我現在的心情是什麼？』當我更了解自己，就能調整付出的力道，更自在地做自己，也更能平衡自己的需求與對他人的付出。」

她的話語展現出成長的智慧。我欣賞她的改變，也見證她在心理治療中找到犧牲與做自己之間的平衡，不再盲目迎合，而是真正找回自我。

結語

玉萍從小習慣迎合他人，以犧牲奉獻換取認可，卻讓自己在職場與生活中疲憊不堪，甚至引發焦慮與恐慌。

她發現自己厭惡那些「自在做自己」的人，而這其實是她對自己長期壓抑的投射。透過心理治療，她開始關注自己的感受，學會劃清界線，不再盲目付出。

當她放下了討好與委屈，內心反而更平靜，並逐漸找回自己的價值與自由。

故事6

「你就照我媽說的做吧！」當婚姻中的另一半冷眼旁觀

#婆媳衝突 #夫妻溝通 #育兒壓力 #產後憂鬱

門外傳來熟悉且沉重的腳步聲，婆婆來了！雯萱不自覺地屏住呼吸，心跳加速，彷彿自己做錯了什麼。這幾天孩子夜夜哭鬧，婆婆已數次用質疑的眼神看著她，語氣裡滿是責怪：「你到底怎麼當媽媽的？是不是帶小孩去了什麼不乾淨的地方？」婆婆不知去哪裡弄來奇怪的符水叫她喝，說這樣才能保母子平安。想到這裡，雯萱胃部一陣痙攣，噁心感湧上喉嚨。她從小不信這些，但婆婆強硬的態度讓她無從拒絕。

基本資料

年齡：32 歲

職業：室內設計師

背景：雯萱的公婆非常傳統，讓她很不習慣。雯萱產後坐月子時，婆婆更是插手干涉大小事務，讓她壓力倍增。婆媳間的矛盾一發不可收拾。

恐慌症病史：雯萱首次恐慌發作是在產後一個月，因婆婆堅持傳統的坐月子習俗而發生婆媳衝突。從此，只要孩子一哭，她便感到極度焦慮，手腳冰冷、呼吸急促，彷彿快要窒息。她擔心自己患上產後憂鬱，主動掛號身心科。治療兩個月後，恐慌症狀改善不少，但只要是涉及婆婆的事，仍會引發強烈焦慮，於是接受黃心理師的諮商治療。

雯萱的身心困境

婆婆干涉母乳哺餵，新手媽媽承受莫大壓力

雯萱抱著孩子，手臂已經痠到快要沒有知覺，但孩子還是不肯吸奶，不停地扭動、哭鬧，聲音尖銳刺耳。雯萱試圖調整姿勢，但寶寶還是拒絕，撇開頭後哭得更大聲了。

「你有沒有奶啊？」婆婆的話語像一把利刃從房外傳來：「小孩喝不到奶才會一直哭。」

雯萱心跳猛地加快，胃部緊縮，她努力深吸了一口氣，試圖讓自己冷靜下來。

「醫生說……說母乳比較好，多親餵奶水就會追上來。」雯萱試圖解釋，可是聲音發顫，無法完整說出一句話。

「醫生會比我有經驗嗎？看你胸部這麼大卻中看不中用，快去泡奶粉餵吧！」婆婆站在一旁冷眼看著她，酸溜溜地說：「我孫子被你養得瘦巴巴的，我看隔壁的媳婦比你晚生，人家餵配方奶現在早就養得白白胖胖的了。」

「不用。」雯萱低聲呢喃，但她不禁懷疑：是我的錯嗎？我是不是不該堅持餵母奶？我是不是一個壞媽媽，讓孩子吃不飽？婆婆的話一遍又一遍地在腦海裡重播，心跳快得像要炸開一樣，無法呼吸，空氣變得又濃又稠，每吸一口都像是在吞噬自己。雯萱感覺到自己要窒息了，好像快要死了！她不知道自己還能撐多久，這樣的日子什麼時候才會結束。

先生對婆媳衝突保持沉默

夜色沉沉，孩子卻還在哭，聲音嘹亮而絕望。雯萱用痠疼的手臂抱著孩子，她的乳頭因為過度吸吮已經裂開，痛得她冷汗直流，但孩子依舊哭鬧不止。

「雯萱，我孫子又餓了吧？」婆婆刻薄的說話聲音再次響起。

「我……我再餵餵看。」雯萱囁嚅地說道。

孩子的哭啼聲像針一樣戳進耳膜，婆婆不耐煩的語氣像是無數把刀劃在自己身上，雯萱緊咬下唇，壓抑著快要崩潰的情緒，努力讓自己專注在懷裡的孩子身上，可是心跳已經亂了，呼吸開始變得急促。

「夠了沒，你是要讓他哭多久？」

「媽，你不要這樣講話。」丈夫的聲音終於響起，雯萱抬頭看向他，他站在客廳的角落，滿臉煩躁與疲倦。

「她奶水不夠，難道不是事實嗎？」婆婆轉頭看向兒子：「你說，孩子這樣哭，就是根本沒吃飽啊！」丈夫沒有回答。他的沉默比責備更傷人，比婆婆的苛責更令人窒息。

「我去泡配方奶吧。」丈夫最後低聲說，轉身走進廚房。那一刻，雯萱的世界徹底崩塌了，丈夫沒有選擇站在自己這邊，他選擇了安撫婆婆，而不是保護自己。

雯萱的呼吸猛然停滯，心跳狂亂，窒息感襲來。她開始發抖，眼前一片模糊，耳鳴轟然炸開，想呼救卻發不出聲音，喉嚨像是被無形的手掐住，整個人被拖向黑暗深淵。不知何時，丈夫衝過來，扶住她的肩膀。但他的手卻是冰冷而無力，甚至微微顫抖。雯萱心一沉：你在怕什麼？是怕我，還是害怕面對這個無法挽回的局面？

媳婦的人生劇本

婆媳衝突中的壓力來源

婆媳關係往往讓媳婦承受多重壓力，包括角色分配、情感支持、家庭責任與自我價值等問題，主要來自以下幾個方面：

1 **角色與期待的衝突：**婆婆可能期待媳婦承擔家務、照顧家庭，而媳婦則希望保有個人空間，因此導致摩擦。傳統與現代價值觀的碰撞也會加劇衝突，媳婦追求獨立自主，但仍被要求順從。此外，許多媳婦覺得自己始終是「外人」，難以融入婆家，增加心理壓力。

2 **渴望丈夫的支持：**媳婦希望丈夫在婆媳矛盾中能站在自己這邊，但若丈夫選擇沉默或偏向婆婆，會讓她感到孤立無助，甚至影響婚姻關係。缺乏理解與支持，使媳婦在家庭中更顯孤單。

3 **生活習慣與教養觀念的差異：**婆婆可能挑剔媳婦的家務能力，或在育兒方式上意見不合，如餵養方式、教育觀念等，因而導致爭執。這些矛盾讓媳婦感到被否定，甚至影響親子關係與自身的信心。

4 **情感與心理壓力：**許多媳婦習慣忍讓，但長期壓抑情緒易導致焦慮與自卑。婆婆的批評可能讓她開始懷疑自己，親友與社會的期待也讓她感覺被道德綁架，因而無法堅持自我，進一步影響身心健康。

想要減少婆媳衝突所帶來的壓力，媳婦需要學會適時表達需求，並與丈夫建立良好溝通，才能讓家庭關係更為和諧。

憤怒與恐懼交織，使大腦自動警戒

初次諮商，雯萱悲傷地向我傾訴：「黃心理師，在這個家裡，沒半個人了解我的痛苦。兒子才剛滿月，每天晚上都好難帶。只要他一哭，我就好焦慮，好煩躁。我害怕自己做得不夠好，害怕下一秒婆婆就會從房間走出來碎碎唸，然後我老公聽到了就一直嘆氣。」

「前幾天晚上，婆婆堅持要我喝下不知哪裡求來的符水，說可以保母子平安。」雯萱聲音顫抖，壓抑著強烈的憤怒：「我拒絕她，說我不想喝，但婆婆一直逼我，最後，為了讓她閉嘴，我還是喝下去了！那個味道真的好噁心，不知道裡面到底混了什麼，難道是她對我下了什麼咒？現在我一聽到門外有風吹草動就胃痛，一想到她的嘴臉我就呼吸困難。」

我看得出雯萱在這段時間承受了太多壓力，無論是來自婆婆的干涉，還是她對自己是否是個「夠好的媽媽」的懷疑，那種無力感和恐懼一直包圍著她。而符水事件更在她心中留下了創傷，她害怕聽見婆婆在門外的腳步聲，會不自覺地回想起她的指責。這些無助與痛苦的感受，會在不經意間湧上心頭，使她的大腦自動進入警戒狀態。然而這份恐懼其實可以說一種保護機制——讓雯萱的身體提前拉響警報，準備應對可能出現的指責與批評。

我建議她：「可以換個角度重新定義這種恐慌，將它視為身體在努力保護你，讓你提前做好準備，擁有足夠的能量去面對可能發生的壓力與挑戰。」

雯萱頭一次聽到「恐慌其實是一種保護機制」的說法，對此感到新奇，也頓時解開心中覺得自己有問題的恐懼：「我一直以為自己的心悸、呼吸急促、四肢發麻，甚至快要窒息的感覺，是因

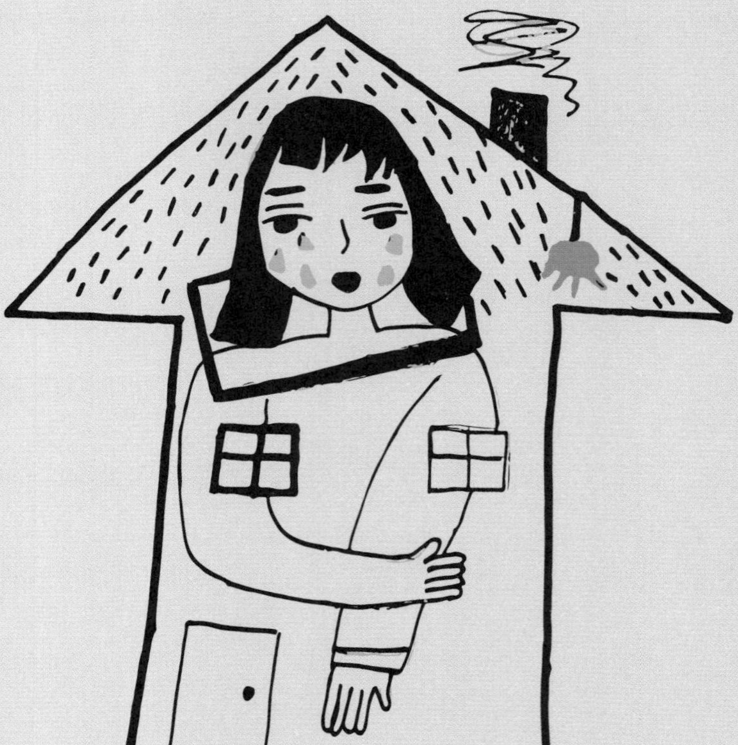

為自己太脆弱、太敏感了，甚至是自己有病、有問題。」

我引導雯萱重新看待自己的恐懼，將它視為一種提醒，一種保護自己的方式，而不是敵人。此外再搭配呼吸的放鬆技巧，讓雯萱嘗試用自己能夠掌控的方式，控制身體的呼吸節奏。

創傷引發恐慌，先生的不作為帶來失落

兩週後，雯萱來到會談室，痛苦地訴說先生的冷漠。我回應：「恐慌是一種身體的保護機制，但同時也揭露了一個殘酷的事實——你在這個家裡孤立無援，沒有人真正站在你這邊。」

她哽咽地說：「我最渴望我老公能夠理解我，但他從來不替我說話。婆婆責備我不會帶孩子時，我期待他能幫我說句話，但他總是選擇沉默，甚至要我順從婆婆。他不僅不安慰我，還覺得是我在『鬧』，我真的好氣好痛苦。」

「他不懂，也不想懂。他的眼神不耐煩，彷彿我是個麻煩。他只要說一句『辛苦了』，或對他媽說『我們知道該怎麼做』，我就不會這麼痛。但他什麼都沒做，這才是最讓我感到心寒的。」

我引導她：「先生或許真的不懂你的痛苦，或者他知道卻不知如何處理。但你的期待是什麼？如果他能理解你的壓力，你希望他怎麼回應？」

雯萱沉思後說：「我希望他能說『我們一起想辦法讓奶量增加』，然後跟他媽媽溝通。我希望他支持我的決定，陪伴我，讓我知道我不是獨自一人。」

我鼓勵她向先生表達自己的感受，因為也許先生的沉默不是冷漠，而是不知道該怎麼開口，不知道能怎麼做。

她愣了一下：「確實。他曾說過他不知道怎麼幫我，我以為他在逃避，沒想到那是他的真心話！當時我賭氣說：『你叫你媽閉嘴就好了！』

也許我該試著和他溝通，把我的感受和需求告訴他，同時也試著理解他的心情。」

與先生溝通，深層地理解彼此心境

兩週後，雯萱神情放鬆了許多，分享道：「回去後，我主動關心老公的心情，他嚇了一跳，還問我怎麼突然關心他？我告訴他，是心理師建議的，而且我也想多多了解他的想法。他才坦承，其實他一直很擔心我，但看到我這麼堅持哺乳，他選擇尊重，卻又不忍心看我辛苦，所以決定不多說、不多看，這樣就不會阻止我。」

「聽到他的坦白，你的心情如何呢？」

雯萱笑了：「我被他打敗了！如果他早點說出他在乎我的感受，我就不會這麼鑽牛角尖，讓自己焦慮成這樣。不過，轉念一想，我也知道他本來就不擅長表達，這樣的溝通對他來說並不容易。我告訴他，希望他能多說出來，讓我知道他的在意，而不是默默擔心。」

她頓了頓，接著說：「仔細想想，哺乳真的很辛苦，當我願意放鬆一點，選擇用配方奶輔助，兒子也漸漸適應，夜裡的哭鬧減少了許多。」她長長地吐了一口氣，像是終於找到出口。

我鼓勵她：「當你理解先生的在意只是表達方式不同時，你就不會一直陷在委屈和憤怒裡。這代表你開始用不同的角度看待這段關係，讓它更有彈性，而不只是對立與受傷。」我引導她看見這次改變的契機：「當你願意溝通，先生或許無法馬上改變，但他會慢慢回應你；當你願意調整方式，壓力其實就能減少，不必把所有責任都壓在自己身上。如果未來還有困難，你覺得該如何與先生溝通，讓他更懂你的需求呢？」

雯萱想了想，點頭道：「我應該**第一時間**就跟他溝通。有時候，我為了避免衝突，會選擇壓抑，先生也是。兩個人都逃避，表面上和平，實際上壓力不斷累積，最後撐不住了才爆發，反而讓我們的距離越來越遠。」

我告訴她：「從現在開始，當你感到脆弱時，就勇敢表達出來，讓先生知道你的需要，而不是兩個人各自猜測、各自沉默。」

雯萱聽後，笑了出來，比起過去的自己，更能夠看見希望了。

結語

雯萱長期承受婆媳關係的壓力，期待先生支持，卻屢屢失望，讓她感到孤立無援，甚至引發了焦慮與恐慌。她認為先生冷漠、不在乎，直到嘗試主動溝通，才發現他其實是關心她的，只是不知如何表達。

這次對話讓她明白，兩人的距離來自表達方式的不同，而非冷漠。她意識到，壓抑情緒只會累積衝突，不妨選擇坦率地表達需求，讓先生理解她需要的是情感支持，而不只是行動幫助。

當她調整方式後，壓力減少了，婆媳問題也不再完全落在她身上。這次改變讓她看見希望，也讓夫妻關係更有彈性。

國家圖書館出版品預行編目(CIP)資料

恐慌來襲怎麼辦？：心臟狂跳、冷汗直流、呼吸困難，我是不是快死了！身心科醫師X心理師，理解恐慌症的第一本書 / 劉貞柏, 黃淑萍著. -- 初版. -- 臺北市：遠流出版事業股份有限公司, 2025.05
面； 公分
ISBN 978-626-418-154-9(平裝)

1.CST: 恐慌症
415.992　　114003555

恐慌來襲怎麼辦？

——心臟狂跳、冷汗直流、呼吸困難，我是不是快死了！
身心科醫師X心理師，理解恐慌症的第一本書

作者／劉貞柏、黃淑萍

出版四部
總編輯／王秀婷
主編／李佳姍

校對／林婉君
封面設計／謝佳穎
內頁排版／Pure

發行人／王榮文
出版發行／遠流出版事業股份有限公司
104005 台北市中山北路一段 11 號 13 樓
郵撥／0189456-1
電話／(02)2571-0297　傳真／(02)2571-0197

ISBN 978-626-418-154-9
2025 年 5 月 1 日 初版一刷
售價新臺幣 450 元
（缺頁或破損的書，請寄回更換）

遠流博識網 http://www.ylib.com
遠流粉絲團 https://www.facebook.com/ylibfans
e-mail:ylib@ylib.com